LES

FIÈVRES GRAVES

ET

L'EMPOISONNEMENT ALIMENTAIRE

INFLUENCE DES ALIMENTS ALTÉRÉS ET FALSIFIÉS

SUR LE DÉVELOPPEMENT DES AFFECTIONS TYPHOÏDES ET ÉRUPTIVES

Leur rôle prédisposant aux invasions typhiques et cholériques

PAR

LE DOCTEUR HUGUET

DE LA FACULTÉ DE PARIS, EX-INTERNE DES HÔPITAUX

Tout médecin éclairé doit interroger la nature ; en interprétant ses lois avec intelligence, il est forcément conduit au succès. (ARISTOTE.)

PARIS

ADRIEN DELAHAYE ET ÉMILE LECROSNIER, ÉDITEURS

PLACE DE L'ÉCOLE-DE-MÉDECINE

1881

LES

FIÈVRES GRAVES

ET

L'EMPOISONNEMENT ALIMENTAIRE

PARIS. — IMPRIMERIE EMILE MARTINET, RUE MIGNON, 2.

LES
FIÈVRES GRAVES
ET
L'EMPOISONNEMENT ALIMENTAIRE

INFLUENCE DES ALIMENTS ALTÉRÉS ET FALSIFIÉS

SUR LE DÉVELOPPEMENT DES AFFECTIONS TYPHOÏDES ET ÉRUPTIVES

Leur rôle prédisposant aux invasions typhiques et cholériques

PAR

LE DOCTEUR HUGUET

DE LA FACULTÉ DE PARIS, EX-INTERNE DES HÔPITAUX

> Tout médecin éclairé doit interroger la nature ; en interprétant ses lois avec intelligence, il est forcément conduit au succès. (ARISTOTE.)

PARIS

ADRIEN DELAHAYE ET ÉMILE LECROSNIER, ÉDITEURS

PLACE DE L'ÉCOLE-DE-MÉDECINE

1881

A LA MÉMOIRE

DE

M. LE DOCTEUR CERISE

MEMBRE DE L'ACADÉMIE DE MÉDECINE DE PARIS

Je me fais un devoir de rendre un hommage public de reconnaissance à ce cher et vénéré maître qui jugea, d'une façon si favorable, ma première publication. J'ai le regret de n'avoir pu soumettre à sa critique ce nouveau travail que je lui dédie et qui est, en tous points, d'accord avec les principes de la *Doctrine Homéodynamique* qu'il honora de son approbation, de son précieux et puissant patronage.

Dr HUGUET.

INTRODUCTION

Le présent ouvrage a pour but de montrer que la fièvre typhoïde, le typhus, les fièvres éruptives et le choléra reconnaissent pour cause un empoisonnement de l'économie par des éléments morbides virulents qui prennent naissance dans l'individu ou qu'il reçoit du dehors; de nous opposer, par une hygiène préventive convenable, aux conséquences si graves des causes morbigènes que nous indiquerons; de traiter les affections typhoïdes, éruptives et cholériques par une méthode naturelle et curative capable de tarir la source des maladies chroniques qui, comme on le sait, deviennent de plus en plus nombreuses.

Nous discuterons, avec la plus grande sincérité, le nombre des typhus admis par les auteurs anciens et modernes; nous montrerons les analogies et la similitude qui existent entre la fièvre typhoïde, le typhus, les fièvres éruptives et le choléra; il sera fait le moins de personnalité possible surtout à l'adresse des auteurs modernes qui, tous, sont, dans leurs écrits et dans leur enseignement, des reflets plus ou moins brillants et plus ou moins fidèles des auteurs anciens.

Nous analyserons les idées générales, guidé seulement par l'observation et le raisonnement, heureux si le résultat de nos efforts concourt, dans une large mesure, au bonheur de nos semblables.

AVANT-PROPOS

La première partie de cet ouvrage étant consacrée à l'examen critique et doctrinal des principaux systèmes en médecine, nous conseillons aux personnes peu familiarisées avec les expressions techniques dont l'auteur a été forcé de se servir, la lecture préalable de la seconde partie qui rendra beaucoup plus facile la compréhension du sujet.

Ce travail étant une application pratique des principes contenus dans l'exposé de *Médecine Homéodynamique et de Dynamothérapie intégrale*, nous croyons être agréables au lecteur en lui faisant connaître l'opinion d'un des maîtres les plus estimés sur la doctrine de M. le docteur Huguet.

A. DELAHAYE ET É. LECROSNIER.

PRÉSENTATION

DE

L'EXPOSÉ DE MÉDECINE HOMÉODYNAMIQUE

A L'ACADÉMIE DE MÉDECINE DE PARIS

PAR

M. le Dr CERISE

SÉANCE DU 20 JUILLET 1869

Présidence de M. DENONVILLIERS

(Extrait de l'*Union médicale*, jeudi 22 juillet 1869)

M. le docteur Cerise, en présentant, de la part de M. le docteur Huguet (de Vars), un opuscule ayant pour titre *Exposé de médecine homéodynamique*, s'exprime ainsi :

« Je prie l'Académie, de la part de M. le docteur Huguet, de vouloir bien agréer le livre dont il est l'auteur et qui est intitulé : *Exposé de médecine homéodynamique basée sur la loi de similitude fonctionnelle* et appliquée au traitement des affections aiguës et chroniques.

» Ce livre, petit par le volume, est d'une rare grandeur par l'intention et le sujet. Il ne s'agit de rien moins que de concilier les doctrines médicales les plus opposées dans une vaste unité scientifique.

» Quoique dépourvu moi-même du feu sacré des systématisations par trop conciliantes, je ne marchande point mon admiration pour ceux qui en sont doués comme M. le docteur Huguet, esprits heureux qui, en présence de tant de problèmes non résolus ou à peine posés, recherchent obstinément la *loi* suprême des actes physiologiques, pathologiques et thérapeutiqes, et qui, après la recherche infatigable, se reposent dans l'ineffable joie de la découverte! Je n'oserais formuler cette *loi* dans les termes employés par l'auteur, parce que, en l'absence de développements impossibles dans une présentation, elle paraîtrait étrange et resterait incomprise. Je me bornerai à dire que, selon M. Huguet, la doctrine *homéodynamique* est le terrain de conciliation de l'homœopathie et de l'allopathie.

» L'homœopathie fait conspirer les actions curatives du remède avec les symptômes de la maladie qu'elles exagèrent.

» L'allopathie met en guerre réglée les médicaments et les symptômes qu'ils sont appelés à combattre à outrance.

» L'*Homéodynamie* fait conspirer les *actions curatives* avec les *symptômes propres aux réactions salutaires* et les met en guerre *contre les symptômes propres à la maladie.*

» Je m'abstiens, je le répète, des formules de l'auteur qui paraîtraient obscures à ceux qui n'ont pas lu le livre.

» Le vieux vitalisme traditionnel que professe M. Huguet ne saurait en revêtir de plus originales. Je les recommande aux esprits généreux qui sympathisent avec les peines et avec les jouissances des systématiseurs honnêtes et désintéressés. »

ERRATA

Page 29 — 8e ligne — lire dans *le* foie, au lieu de la foie
Page 29 — 13e ligne — lire *duquel* au lieu duque
Page 34 — 17e ligne — lire *veine-porte* au lieu de veine porte
Page 36 — 12e et 14e lignes — lire *veine-porte* au lieu de veine porte
Page 64 — 5e ligne — lire *proscrivit* au lieu de prescrivit
Page 65 — 1re ligne — lire *la maladie* au lieu de a maladie
Page 82 — 10e ligne — lire *cence* au lieu de ence
Page 102 — dernière ligne — lire *larynx* au lieu de harynx
Page 115 — 25e ligne — lire *inventant* au lieu de ventant
Page 180 — 27e ligne — lire *indique* au lieu de ndique

LES

FIÈVRES GRAVES

ET

L'EMPOISONNEMENT ALIMENTAIRE

PREMIÈRE PARTIE

CHAPITRE PREMIER

OPINIONS DES MAÎTRES SUR LA NATURE, LES CAUSES ET LE TRAITEMENT DES FIÈVRES GRAVES

On verra dans le cours et surtout à la fin de cet ouvrage, que nous ne sommes guère édifiés par ce que les auteurs ont dit,depuis Hippocrate jusqu'à nos jours, sur la nature, les causes et le traitement des diverses affections dont nous indiquerons le véritable remède.

Quelle utilité retirons-nous de savoir que l'illustre praticien de Cos comprend, sous le nom de *typhus*, toute maladie aiguë accompagnée de stupeur, ainsi que plusieurs espèces de fièvres, si ce n'est que le père de la médecine, le divin Hippocrate, ainsi qu'on l'appelle encore, semblait déjà reconnaître et dogmatiquement proclamer ce que nous allons démontrer, à savoir : que les diverses espèces d'affections aiguës et de fièvres graves dérivent toutes d'un seul genre morbide, d'une cause unique, dont elles ne sont que des modalités pathologiques.

Est-on beaucoup plus avancé lorsqu'on sait que Galien, Aétius, P. Forestus appellent indifféremment typhus ou fièvre typhoïde, les affections qu'ils attribuent à un érysipèle du foie ; lorsque nous savons que Cullen donne le nom de typhus à toute fièvre ayant des symptômes graves et offrant un danger réel?

Nous aurions bien préféré qu'Hippocrate nous dît le pourquoi, la raison d'être et l'utilité de la stupeur. Nous aurions aimé que Galien nous expliquât comment il comprenait l'état érysipéloïde du foie, état qui, selon nous, est dû à une période de combustion ayant pour but de renouveler les éléments anatomiques et constitutifs du foie, de réduire et d'éliminer les matières encombrantes comburées et converties en cendres, sous la forme de liquides noirs, âcres, corrosifs et putréfiants.

On comprendra, par ce que nous allons dire et par ce que nous dirons plus tard, l'état érysipéloïde de la cellule enveloppante du foie : il se passe ici des phénomènes analogues à ceux de la période de combustion dans la fièvre scarlatine, avec cette différence que, dans la scarlatine, la combustion et la desquamation sont externes et s'observent à la peau, tandis que dans la fièvre typhoïde, la combustion, la desquamation sont internes et s'observent dans l'estomac, dans l'intestin et dans le foie, particulièrement

Nous verrons que la combustion des matières septiques, qui n'a pas lieu seulement dans le foie, mais aussi dans l'intestin, explique les désordres qu'on rencontre dans ce dernier, à une certaine période de la maladie, aussi bien que le succès des purgatifs doux, employés par nos ancêtres, pour amener la résolution de la matière morbifique avant la période de combustion dont le malade se trouvait affranchi, période d'une importance énorme sur laquelle nous aurons à insister.

Les ressources de la thérapeutique sont-elles beaucoup plus grandes parce que la dénomination de typhus a été appliquée aux prétendues fièvres malignes, soporeuses, nerveuses des hôpitaux, des prisons, des camps, des vaisseaux, par Rivière, Willis, Huxham, Pringle, Poissonnier-Desperrières, etc.?

Toutes ces fièvres, admises par les auteurs, indiquent qu'on ignorait la cause et la nature du mal et que, dans l'ignorance du principe générateur de ces états morbides divers, on regardait la multiplicité des phénomènes comme les résultats de causes différentes, égales en nombre à celui des phénomènes observés.

Les humoristes des deux derniers siècles étaient beaucoup plus près de la vérité en confondant ensemble le typhus, les fièvres putrides et pétéchiales.

Pinel, au lieu de ranger le typhus parmi les fièvres ataxiques, aurait eu beaucoup plus raison en considérant les accidents ataxiques comme dérivant des altérations de la bile, de la lymphe et du sang, altérations qui sont dues au départ du principe vital universel dont la présence maintient l'être en équilibre, en harmonie avec les milieux où il vit, car, chaque fois qu'un mouvement génétique virulent ou autre se déclare, il y a départ du principe vital, la vie est en danger et l'économie devient la proie des parasites dont le développement est la conséquence de ce départ qui amène la désagrégation et la putréfaction de l'individu.

Il faut donc, de toute nécessité, dans les maladies dont nous nous occupons, savoir rappeler le principe vital dans l'individu, après avoir, toutefois, débarrassé l'économie des matières de mauvais aloi, car ces dernières amèneraient, par un rappel prématuré et inopportun de ce principe, des accidents beaucoup plus rapides dans leur marche, qui précipiteraient la mort du patient.

On voit déjà que nous ne reconnaissons qu'un seul principe capable, selon les circonstances et l'emploi, de donner la vie ou la mort.

MM. Neumann, Chomel, Louis, Fouquier, Roche, etc., ont déjà fait faire un pas à la médecine pratique, à la nosographie et à la nosologie, en appliquant, particulièrement, la dénomination de fièvre typhoïde aux fièvres putrides et malignes, pour exprimer l'analogie qu'ils trouvaient entre ces maladies et le typhus.

Quant à la dénomination de typhus spontané, donnée à la fièvre typhoïde, elle n'en dit pas autant, assurément, au point de vue nosogénétique, que celle de typhus endogène que nous proposons pour la différencier du typhus épidémique que nous proposons, aussi, d'appeller typhus exogène.

En adoptant ces deux dénominations opposées, nous suivons, du reste, l'exemple d'Hildenbrand et de plusieurs auteurs qui différencient le typhus des fièvres typhoïdes.

Après avoir établi des différences dans la nomenclature, il devient important de bien préciser ce qu'il faut entendre par les dénominations de typhus et de fièvre typhoïde.

Mais, avant de nous prononcer, nous allons faire connaître ce que les auteurs classiques entendent par ces expressions : ils entendent un ensemble d'états organopathiques qu'ils ont appelés fièvre entéro-mésentérique, dothiénentérie, fièvres graves, putrides, adynamiques, malignes et ataxiques.

La dénomination de fièvre typhoïde a été, de préférence, adoptée par l'Académie de médecine, parce que, tout en donnant un aperçu des principaux phénomènes qui caractérisent cette maladie, cette dénomination ne préjuge rien sur sa nature ni sur sa cause première. Cependant, comme les symptômes des fièvres typhoïdes sont, assez communément, précédés des formes dites inflammatoire, bilieuse, muqueuse, ces divers états prodromiques ou primitifs auraient déjà pu faire soupçonner que la bile, le mucus, la lymphe sont, pour peu ou beaucoup, dans l'étiologie de la fièvre typhoïde et dans le développement de diverses autres maladies dont ils constituent, comme éléments nosogènes, les caractères les plus constants et les plus dangereux.

Les auteurs reconnaissent aux fièvres typhoïdes des causes déterminantes, occasionnelles, spécifiques ou contagieuses. Suivant M. Chomel, les causes déterminantes sont complètement inconnues ; il en serait de même, selon cet illustre praticien, des causes occasionnelles ou secondaires.

La jeunesse, selon les principaux auteurs, serait une condition de développement des fièvres typhoïdes, mais ils ne disent pas pourquoi. Cela tient, selon nous, à une mauvaise hygiène, à des écarts de régime, à des perturbations dans les fonctions de la peau et des muqueuses, aux diverses causes d'affaiblissement, et par-dessus tout, à l'agglomération des enfants dans des écoles bien ou mal aérées, en voici les raisons : chaque enfant a une atmosphère qui lui est propre, qui rayonne dans tous les sens en dégageant, par la peau et par les muqueuses, des miasmes porteurs de germes plus ou moins virulents. Ces enfants, en se respirant les uns les autres, vivent de leurs défécations gazeuses et miasmatiques réciproques.

Comme, parmi eux, il y en a toujours plusieurs qui ingèrent des aliments plus ou moins malsains, soit par économie, soit par manque de ressources de leurs parents, les fluides exhalés par ces enfants mal nourris, ne peuvent être que des fluides miasmatiques, capables d'engendrer la putréfaction des liquides et des fluides de l'économie chez leurs condisciples plus ou moins prédisposés à recevoir ces miasmes, à les assimiler pour en subir les fâcheuses conséquences.

D'autres, de la même classe, mangeant une nourriture saine, peuvent, par un manque de régularité dans le jeu fonctionnel des organes, avoir des troubles de digestion amenant la putréfaction des liquides intestinaux; ils dégageront, par l'expiration, la transpiration, etc., des miasmes capables de produire des effets semblables à ceux produits par les exhalations des enfants mal nourris ; d'où la nécessité absolue, selon nous, d'une surveillance médicale, sévère et permanente, dans tous les centres d'instruction et d'éducation.

En effet, nous voyons souvent un enfant rentrer à la

maison avec un mal de tête, des nausées, du frisson, de la courbature, etc. : on se dit que cela n'est rien, que cela va se passer, que, le lendemain, l'enfant sera revenu à son état normal.

Souvent il en est ainsi, l'équilibre se rétablit, les symptômes disparaissent et tout rentre dans l'ordre, en apparence; mais ces accidents se renouvellent : on y prête encore moins d'attention et, après un temps plus ou moins long, après quelques années même, il se déclare une fièvre muqueuse dont on ne comprend pas l'origine, l'enfant ayant toujours été bien soigné, et, finalement, on voit se déclarer un état typhoïde complet.

Pour bien comprendre comment le mal s'est produit aussi rapidement, il faut remonter aux phénomènes antérieurs que l'on avait, à tort, considérés comme n'ayant rien d'inquiétant pour l'avenir, phénomènes dans lesquels nous aurions vu les signes caractéristiques d'un état typhoïde latent, ne demandant qu'une occasion déterminante pour entrer en évolution septique et passer à l'état aigu pour exercer, consécutivement, ses ravages en mettant la vie de l'enfant en danger.

Voilà comme quoi l'on peut porter en soi les germes d'une maladie grave sans paraître en mauvais état de santé; c'est là ce que nous appelons un état fébrile latent qui mine, d'une façon occulte, l'économie pour amener, en son temps, un effondrement général au moment où l'on s'y attend le moins.

Nous verrons, dans la seconde partie de ce travail, quelles sont les causes déterminantes des affections qui nous occupent en ce moment, par quels moyens on peut les prévenir et les guérir aussi bien chez l'adulte que chez l'enfant.

La fréquence des fièvres typhoïdes, de vingt à trente ans, est reconnue par les auteurs qui avouent n'en pas connaître la raison. Cette fréquence tient, selon nous, à la réunion de tous les abus, de tous les écarts auxquels on se livre à cet âge qui est celui des passions violentes, des soucis d'avenir; c'est aussi le moment de la vie où les organes de filtrage du système ont, depuis longtemps déjà, besoin d'être lessivés, pour peu surtout que l'hérédité ait transmis au jeune homme une diathèse humorale et cachectique.

En général, les femmes, plus sobres et moins disposées que les hommes aux perturbations des fonctions digestives et de la transpiration, paraissent moins sujettes qu'eux à l'affection typhoïde. Nous pensons que la purgation utérine mensuelle les garantit encore contre la pléthore humorale et contre ses conséquences aussi dangereuses que variées.

Nous croyons, avec M. Louis, que les individus doués d'une constitution forte sont également prédisposés à la fièvre typhoïde, parce que la force physique n'est pas toujours, tant s'en faut, doublée de force morale et ne garantit pas contre les infractions qui conduisent à l'altération des humeurs et à ses conséquences septiques. Nous pensons, avec Pinel, qu'une constitution affaiblie par le besoin, la misère, les écarts de régime, les évacuations excessives, surtout les pertes séminales trop fréquentes, les maladies antérieures, les travaux au-dessus des forces, sont des conditions qui prédisposent à l'affection typhoïde.

Quant à considérer le tempérament sanguin comme une cause occasionnelle, nous ne le pensons pas. Les apparences sanguines sont, du reste, bien trompeuses en ce qu'elles sont dues à une réplétion des capillaires de la peau consécutive à une mauvaise circulation qui reconnaît pour cause une pléthore humorale latente compliquée d'une innervation vasculaire insuffisante.

M. Louis n'a remarqué que peu ou point de différence entre les professions fatigantes et celles qui offrent des conditions opposées : La logique, cependant, dit qu'il doit y en avoir et nous le croyons fermement, en partageant l'opinion de Pinel à cet égard.

Le défaut d'aération passe pour jouer un grand rôle dans la production des affections typhoïdes, ainsi que l'a fait remarquer notre regretté maître et ami M. le professeur Piorry.

Nous ajoutons que le manque de lumière doit avoir aussi une grande influence, la lumière étant un élément vital de premier ordre. Aussi reconnaît-on que la fièvre typhoïde règne surtout dans les grandes villes, les camps, les hôpitaux encombrés, les lieux bas et humides, en un mot, partout où il y a une grande agglomération d'hommes sains ou malades, au milieu d'un air vicié et non renouvelé, ce qui, suivant nous, tient à l'absorption des miasmes animaux qui remplacent, dans une certaine proportion, l'azote et l'oxygène de l'air, ainsi qu'à la privation du principe lumineux.

Comment s'étonner, d'après cela, que l'habitation récente dans une grande ville, surtout pour celui qui habitait la campagne, ait une grande influence sur le développement de la fièvre typhoïde ?

Les étudiants en médecine, de première année, nouvellement arrivés à Paris, payent, à cette cause de maladie, un bien large tribut; aussi, leur conseillons-nous, avant d'affronter les miasmes des hôpitaux et des amphithéâtres, de suivre un régime préparatoire capable de devenir un puissant préservatif, régime que nous nous ferons un plaisir de leur indiquer; le changement de nourriture, d'air, de lumière, d'habitudes, joint à la présence d'une pléthore humorale compliquée d'excès de tous genres, nous font un devoir de les prémunir.

MM. Louis, Andral et Chomel ont constaté que l'habitation récente, dans un centre populeux, précède le développement de la fièvre typhoïde, ce qui se conçoit : l'économie quitte un milieu où elle puisait des forces, sans avoir à lutter contre des éléments morbides, pour venir vivre au milieu d'émanations putrides et d'une foule de causes d'infection, sans avoir les ressources de puiser, dans l'atmosphère, des principes dynamiques capables de lui permettre une lutte avantageuse.

On a dit que l'insolation et l'impression du froid, pendant une chaleur excessive, sont autant de causes de fièvres typhoïdes : il eût été bon d'en donner la raison. Nous croyons, en effet, qu'une insolation dont les accidents consécutifs se prolongeraient, pourrait amener, à la suite d'une stagnation et d'une fermentation des humeurs dans le cerveau, un empoisonnement de la lymphe, du chyle et finalement de toute l'économie.

L'impression du froid, pendant une très grande chaleur, en supprimant la transpiration, peut produire la métastase des éléments constitutifs de la sueur sur les viscères abdominaux, l'augmentation d'une pléthore humorale préexistant au refroidissement, la fermentation de la bile et du mucus, leur putréfaction dans l'intestin qui les absorbe, l'altération de l'iléon, la septicémie et toute la série des accidents nerveux.

Wagler, Raederer, Twedie avaient déjà noté, avec soin, l'influence de la saison froide et humide, dans leur description de la maladie muqueuse qui ne différait pas, anatomiquement, des affections que nous étudions en ce moment.

Les eaux, les aliments de mauvaise qualité, comme on le verra dans la deuxième partie de ce travail, les excès de table, peuvent très bien favoriser le développement de la maladie, tout comme les aliments grossiers laissant beaucoup de résidu. Mais, suivant nous, ce n'est pas en irritant les parois intestinales, comme on le dit, que ces diverses causes morbides favorisent la maladie, mais bien en rendant plus difficiles les fonctions digestives, celles du foie en particulier, en augmentant la quantité de la bile et du mucus, en s'opposant à leur écoulement, en favorisant, par la stagnation de ces liquides dans l'intestin, leur fermentation, la résorption de la bile dans le foie, par les veines sushépatiques, et, plus tard, l'altération de l'intestin et l'absorption secondaire, par ses ulcérations, des liquides intestinaux en voie de putréfaction.

La mort, à quarante-neuf ans, de l'auteur anglais Stork, qui ne vécut, pendant six semaines, que de pommes de terre et d'eau, afin de pouvoir étudier les effets du régime alimentaire, nous paraît reconnaître bien moins ce régime pour cause, que l'infection septique au milieu de laquelle il vivait, constamment, pendant son expérience diététique; la dothiénentérie de son intestin pouvait bien n'être qu'un accident consécutif, une complication secondaire ajoutée à l'altération primitive du sang par les voies de l'air, et à l'abaissement de sa tonalité vitale par le régime qu'il s'était imposé. Un mauvais état moral causé, soit par des chagrins, des renversements de fortune, la nostalgie, etc., etc., dispose, on ne peut plus, à l'affection typhoïde par une dépense des forces vitales, au détriment de la vie végétative, et en produisant des obstructions organiques compliquées de monomanie, d'hypochondrie, etc., de même, qu'au point de vue physique, les excès de toutes sortes, l'abus des plaisirs de la table, etc., les veilles prolongées, les études opiniâtres prédisposent aux fièvres typhoïdes en produisant les mêmes embarras et obstructions organiques qui diminuent les forces vitales, et en déterminant les perturbations morales les plus variées et les plus dangereuses, l'aliénation mentale en particulier.

Quant à ce qui est de savoir si la fièvre typhoïde est contagieuse, les opinions des auteurs sont partagées; les uns disent : oui; les autres : non. Les argumentations diverses et opposées sur cette question nous conduisent à cette affirmation personnelle : oui, la fièvre typhoïde est contagieuse; seulement les individus qui approchent un typhoïdé sont plus ou moins prédisposés à contracter la même affection; si leur économie est saine, ils n'ont rien à craindre du contact, ils résistent à l'influence morbide; si, au contraire, chez eux, la disposition morbide existe et que les voies biliaires, muqueuses et lymphatiques soient disposées à une fermentation putride, les miasmes typhoïdes vont donner une impulsion à ce travail et hâter les conséquences d'une disposition morbide qui ne les aurait produites que beaucoup plus tard.

L'intoxication septique aérienne apporte un ferment gazeux et virulent qui hâte la fermentation des liquides bilaire, muqueux et lymphatique.

En temps d'épidémie, il y a donc urgence de se prémunir, de se garantir, le plus tôt possible, à l'aide des moyens qui sont indiqués dans la deuxième partie de ce volume.

Nous croyons fermement, d'après notre propre expérience dans les hôpitaux civils et militaires, pendant nos années d'internat, que l'affection typhoïde peut être contractée plusieurs fois par le même individu, de même que la variole, la rougeole, la scarlatine; en voici les raisons.

Les fièvres éruptives, de même que l'affection typhoïde, la fièvre puerpérale, ne sont, selon nous, que des accidents secondaires, en partie CRITIQUES, d'une altération septique primitive des humeurs. Nous pensons que des guérisons incomplètes peuvent avoir lieu, pour un temps, quand l'économie s'est débarrassée d'une partie des matières morbides, mais, ces matières restant encore en trop grande quantité dans le système, il arrive un moment où une lutte nouvelle s'établit entre les forces vitales et la matière morbifique, avec une phénoménologie que l'on considère comme primitive, tandis qu'elle est bien consécutive à une pléthore humorale, de cause ancienne, tendant à la putridité et contre laquelle lutte la nature avec plus ou moins de succès. Quel que soit l'âge, la lutte ou réaction conservatrice de l'économie aura le triomphe sur les miasmes septiques, tant que le dynanisme équilibrant autonome du malade l'emportera sur l'action destructive des éléments morbigènes.

Nous sommes persuadé qu'il y a une grande analogie entre la variole et l'affection typhoïde, en ce que, toutes deux, ces affections sont consécutives à l'action d'un élément septique et virulent. Nous croyons que l'une, pas plus que l'autre, n'a son préservatif inoculable certain. Pour nous, la vaccine et l'inoculation variolique ne sont pas des moyens sûrs et exclusifs de garantie. En conséquence de cette manière de voir, nous avions rejeté la vaccine et l'inoculation variolique que nous remplacions par un prophylactique plus certain et n'offrant aucun danger, c'est-à-dire par une hygiène et un traitement préventif et curatif capable de purifier les liquides de l'économie. Mais nous sommes revenu de ce jugement trop sévère à l'égard de la vaccine, et nous disons : Le virus vaccin, pris exclusivement sur la génisse, en devenant, par l'inoculation vaccinale, un centre d'appel pour les germes virulents en latence dans l'économie du sujet inoculé, peut entraîner ceux-ci, par similitude de nature, au dehors de l'individu; c'est là une élimination homéodynamique provoquée, sur un point du système, avant que les germes aient eu le temps de s'éveiller pour produire leurs conséquences funestes, la réaction seule des forces vives du sujet n'ayant pu les expulser au dehors.

Nous n'acceptons pas les termes dans lesquels les auteurs expriment la division de la fièvre typhoïde en plusieurs périodes, à savoir :

1° Une période d'invasion,

2° Une période d'inflammation,

3° Une période de prostration,

4° Une période de décroissance ou d'augmentation,

5° Enfin une période de convalescence.

Ces périodes, on le reconnaît, du reste, sont rarement suivies dans cet ordre par la maladie.

Suivant certains auteurs, l'invasion des fièvres typhoïdes peut être subite ou avoir lieu avec des préludes ou symptômes précurseurs; elle s'annonce, ordinairement, au milieu de l'apparence d'une santé parfaite, par de la céphalalgie, une faiblesse musculaire considérable, une lassitude générale et spontanée, des douleurs vagues dans les membres, un sentiment de pesanteur générale, de l'inappétence, des dérangements dans la digestion, quelquefois de la constipation, le plus souvent de la diarrhée, des bâillements, de l'agitation ou de la morosité, de l'inquiétude, rarement des pressentiments sinistres, quelquefois des syncopes, des épistaxis, en un mot tout ce qui caractérise l'invasion de ces maladies; la diminution des forces musculaires est si grande, que les malades peuvent, à peine, se tenir sur leurs jambes.

Telle est, selon les auteurs, la période d'invasion de la fièvre typhoïde.

La deuxième période, ou période inflammatoire, est, selon les mêmes auteurs, de la durée d'un septénaire; elle est caractérisée par les symptômes suivants : mouvement fébrile, céphalalgie susorbitaire, altération des traits de la face qui porte l'empreinte de la stupeur, prostration générale, diarrhée, météorisme, sensibilité du ventre à la pression dans la région iliaque droite, épistaxis, éruption de taches rosées typhoïdes qu'on observe, ordinairement, dans la période suivante, hébétude, coucher en supination, langue humide, jaunâtre dans son milieu. naturelle ou rouge à son pourtour ou collante, toux petite et gastrique sans expectoration, râles muqueux à l'auscultation, chaleur de la peau sèche et mordicante, œil terne, répugnance au mouvement; la douleur qui résulte de la pression exercée daus la fosse iliaque droite, entre l'épine antéro-supérieure de l'os des iles et l'ombilic, se manifeste par des plaintes, une rétraction spasmodique des lèvres, des ailes du nez, et une expression de douleur répandue sur toute la physionomie.

Dans la troisième période, de prostration ou de délire, d'ataxie ou d'adynamie, on observe, ordinairement, l'exagération des symptômes de la période précédente, une éruption de taches roses lenticulaires formant une légère saillie au-dessus de la peau et apparaissant, du septième au vingtième jour, principalement sur l'abdomen, le thorax et le cou.

On observe quelquefois des éruptions de nature différente, telles que des sudamina et des pétéchies, une tendance à la gangrène, des excoriations et des ulcérations de la peau, soit accidentelles, soit produites par les épispastiques, une teinte de la face plus terne et plus terreuse, la langue sèche et fuligineuse, de la dysphagie, des évacuations alvines involontaires, du météorisme, des hémorrhagies intestinales, de la somnolence, de la surdité, etc. Tantôt le mal revêt, plus particulièrement, la forme adynamique ou de prostration, c'est-à-dire que les malades tombent comme une masse inerte, lorsqu'ils ont été assis ; il y a lenteur dans la parole, état comateux avec des nuances diverses, rêvasseries ou rêves pénibles, indifférence du sujet pour ses proches et pour tout ce qui l'environne.

Tantôt, c'est la forme délirante ou ataxique qui a lieu : on observe alors de la céphalalgie, des mouvements convulsifs divers, des réponses muettes ou brèves et par monosyllabes, des cris, des vociférations, un délire variable, par son intensité, les heures où on l'observe et les sujets sur lesquels il porte, etc. Tantôt, enfin, les symptômes adynamiques et ataxiques alternent; le plus souvent ils sont combinés.

Les symptômes de la quatrième période, de rémission ou d'augment, varient suivant que la maladie marche vers la guérison ou vers une terminaison funeste. Dans le premier cas, le coma cesse, l'aspect de la physionomie devient meilleur, le malade répond plus facilement et plus promptement, la fièvre ne revient plus que le soir et par paroxysmes qui finissent par disparaître complètement; la bouche s'humecte, l'appétit se fait sentir, les évacuations ne sont plus involontaires, la peau perd de sa sécheresse, enfin on observe plusieurs phénomènes critiques que nous signalerons en parlant de la terminaison des affections typhoïdes.

Lorsque la mort doit survenir, l'altération des traits et la stupeur augmentent, le malade exhale une odeur de souris, la chaleur abandonne les extrémités pour se concentrer au tronc, le pouls devient de plus en plus faible, vermiculaire, la respiration s'embarrasse, la face devient hippocratique et la mort est souvent due à une péritonite suraigüe causée par une perforation de l'intestin.

Dans la cinquième période, ou de convalescence, le

rétablissement s'opère d'une manière lente et progressive, la figure s'anime peu à peu, tout en conservant, parfois assez longtemps, un air d'étonnement; les forces augmentent, malgré, ou plutôt, grâce à la diarrhée qui persiste ordinairement, persistance qui, selon nous, prouve bien son utilité, puisque les forces du malade augmentent pendant sa durée. Ne manquons pas de prévenir le public qu'à cette période les rechutes sont faciles et fortement à craindre.

Enfin, les paroxysmes de la fièvre s'éloignent, le pouls offre parfois une lenteur et des irrégularités remarquables dont on n'a pas donné l'explication et qui sont dues, selon nous, à l'atonie du système vasculaire général qui, par suite d'une perte de dynamisme vital, due à l'altération primitive du sang, se trouve dans un relâchement complet qui ne permet plus aux vaisseaux artériels et veineux de revenir sur eux-mêmes, par manque de contractilité suffisante. On sait que la circulation exige, pour se faire normalement, que l'appareil vasculaire soit plein de sang : or, la liquidité générale diminuant toujours de quantité, dans les fièvres, il faut, pour que la circulation soit possible, que la quantité des liquides, perdue par les phénomènes de réaction et par l'évaporation, soit remplacée, dans les vaisseaux, pour les remplir et activer leur fonctionnement ainsi que celui du cœur.

La liquidité ne remplissant pas suffisamment la capacité des vaisseaux qui se trouve augmentée par leur atonie et par leur défaut de contractilité, cette liquidité doit être remplacée par un état gazeux capable de donner au cœur, ainsi qu'aux artères, une tension suffisante pour régulariser la circulation.

Le bruit de souffle, observé dans le système artériel, tient, selon nous, à une production directe de gaz acide carbonique pur qui se dégage du sang pour suppléer à la perte de ce liquide et remplir les vides relatifs du vaisseau qui le contient. Ce bruit de souffle est le résultat de la vibration des valvules produite par l'action alternative et plus ou moins rapide du gaz acide carbonique sur le sang, sous l'influence de la contraction du cœur. Le gaz acide carbonique qui est renfermé dans l'appareil artériel provient de matériaux contenus dans le sang veineux, matériaux qui, n'ayant pas reçu de l'atmosphère une suffisante quantité d'oxygène pour être exhalés sous forme d'acide carbonique, reviennent au cœur et aux artères pour y produire les phénomènes dont nous avons parlé plus haut.

Remarquons que l'acide carbonique est très soluble dans les liquides, que le sang peut en contenir des quantités considérables et, qu'à la moindre dépression dans le système artériel et sous l'influence de la chaleur du sang, ce gaz se dégage pour se libérer et pour faire des suppléances selon les besoins de l'économie.

Notons encore qu'il faut bien se garder de rapporter le bruit de souffle et les intermittences du pouls à la même cause. L'intermittence tient, selon nous :

1° A ce que le ventricule gauche se contracte sur une proportion de sang, venant du poumon, en quantité insuffisante;

2° A l'insuffisance quantitative et proportionnelle du sang reçu et propulsé par le ventricule droit, insuffisance due à la viscosité du sang veineux par l'exubérance des matériaux hydrocarbonés qui y sont contenus (1).

La surdité qui provient des phénomènes typhoïdes peut persister plus ou moins longtemps.

Quelquefois, un état de manie particulière se perpétue, souvent le marasme se prolonge, les membres inférieurs restent œdémateux et la mort peut survenir par épuisement, par la persistance de la diarrhée, dit-on, mais en réalité, parce que cette diarrhée salutaire n'a pas été secondée à temps par des moyens complémentaires qui auraient aidé à débarrasser le malade des causes de son mal, prévenu les rechutes et conjuré la mort qui est précédée d'ulcérations gangréneuses dues à des complications diverses dont nous aurons à parler plus loin.

(1) Nous publierons prochainement, sur ce sujet, un travail qui donnera tous les développements nécessaires sur les causes et les effets des phénomènes dont nous venons de parler.

CHAPITRE II

DES DIVERSES PÉRIODES DES AFFECTIONS TYPHOÏDES ET DE LEURS SYMPTÔMES

Symptômes fournis par la digestion.

Jetons d'abord un coup d'œil sur les symptômes fournis par l'appareil de la digestion.

La langue, rouge à son pourtour, sèche à sa pointe et au centre, encroûtée, brunâtre, épaisse, fendillée, est recouverte, ainsi que la bouche et l'arrière-bouche, d'enduits divers qne nous expliquerons en parlant de l'anatomie pathologique.

La soif est augmentée, il y a inappétence, nausées, excitation, haleine fétide, vomissement, dans la moitié des cas, d'après M. Louis, de matières bilieuses fades, amères, verdâtres, avec dysphagie due, soit à l'affaiblissement de la contraction musculaire, soit à l'altération de l'épiglotte, soit à l'inflammation ulcérative de l'arrière-bouche, du pharynx et de l'œsophage, soit à la présence d'un mucus desséché à la base de la langue et dans le pharynx.

Quelquefois, dans le mouvement de déglutition, les

boissons tombent, dans l'estomac, comme dans un vase inerte, avec bruit, et sont rendues par un vomissement, ce qui, d'après M. Double, est d'un mauvais pronostic. Il y a, de plus, des douleurs épigastriques inconstantes, le ventre, quelquefois indolent, est, le plus souvent, douloureux dans la région iliaque droite où la pression excite, en outre, une sorte de gargouillement.

Dans le cas de perforation intestinale, les symptômes ordinaires de la péritonite peuvent manquer, mais alors il y a prostration subite et changement dans la forme du ventre qui devient ballonné, signe caractéristique, selon nous, de la putréfaction intestinale, suivie de la décomposition des traits accompagnée de douleurs vives et déchirantes avec constipation ordinaire; les malades redoutent le moindre déplacement.

Souvent on rencontre le météorisme poussé jusqu'à la tympanite, il présente d'autant plus de gravité qu'il est plus rapproché de la fin de la maladie; il peut encore y avoir et ordinairement il y a, soit une diarrhée variable par le nombre et la nature des selles, soit une hémorrhagie intestinale qui peut être suivie d'un affaiblissement rapide et de la mort.

Symptômes fournis par la respiration.

Voici les principaux symptômes observés : toux petite et gastrique, ainsi qu'on l'a dénommée, crachats rares, transparents, filants, visqueux, muqueux, sanguinolents. Le sang des crachats peut provenir d'hémoptysie, d'épistaxis ou de pneumonie, et, aussi, selon nous, de la langue, de l'arrière-bouche et du nez.

A l'auscultation on entend un râle muqueux, *sui generis*, intermédiaire entre le râle crépitant de la pneumonie et le râle sibilant du catarrhe : ce râle, qui a lieu surtout du cinquième au huitième jour, c'est-à-dire à la période aiguë ou gastrique, paraît, aux auteurs, indiquer une congestion de la muqueuse pulmonaire, congestion qui, selon nous, reconnaît pour cause, ainsi que les phénomènes cités plus haut, une mauvaise circulation sanguine causée par l'engorgement de la rate et de tous les viscères abdominaux.

Cet état congestif des voies de l'air, qui peut rester latent ou s'écarter de sa marche ordinaire, nécessite l'auscultation des malades, le plus souvent possible, car la phthisie pulmonaire survient, quelquefois, dans la convalescence, pour peu qu'il y ait prédisposition héréditaire; ce fait, signalé par M. Andral, n'a pour nous, rien d'étonnant.

Symptômes appartenant à la circulation.

D'après les auteurs, rien de plus variable que l'état du pouls, dans les fièvres typhoïdes, suivant qu'on l'examine au commencement ou aux dernières périodes de la maladie. Il est quelquefois, dès le début, plein et fort, mais il devient ensuite de plus en plus rare et faible, dépressible, ondulent, présentant, aux doigts qui l'explorent, un tremblement et une sensation particuliers. Sa fréquence peut varier de 80 à 150 pulsations par minute, cas dans lequel on doit porter un diagnostic des plus graves. On a trouvé le pouls lent, redoublé, saccadé, intermittent; ce sont là des phénomènes dont nous avons déjà donné l'explication.

Symptômes relatifs aux fonctions de nutrition et de sécrétion.

Les principaux symptômes de cet ordre sont : amaigrissement rapide, frisson alternant quelquefois avec une chaleur forte et brûlante, refroidissement ordinairement partiel, très rarement général; M. Andral a vu ce dernier précéder la mort de trois jours. Tantôt la sueur est supprimée, peu abondante, exhalant une odeur acide; tantôt elle est plus ou moins copieuse, après le redoublement du soir ou pendant le sommeil.

Les parotidites s'observent surtout dans la dernière période et l'épistaxis au début, au milieu ou à la fin de la maladie.

Il y a, parfois, excrétions involontaires des selles et des urines par le relâchement des sphincters de la vessie et de l'anus; d'autres fois, rétention d'urine, due à la réplétion de son réservoir, à sa distension énorme par le fait du spasme de son col.

Symptômes relatifs aux fonctions de relation.

Aux symptômes décrits par Stoll et par des auteurs plus anciens, sous le nom de symptômes de putridité et de malignité, on doit rapporter les suivants : céphalalgie, surtout au début, douleurs dans les membres, teint pâle ou plombé, éblouissement, stupeur, yeux rouges, cuisants et douloureux, bourdonnements et douleurs d'oreilles, surdité, quelquefois horreur de l'eau, prostration, décubitus en supination. La forme adynamique, très fréquente, l'est beaucoup plus que la forme ataxique. Les symptômes de l'ataxie et de l'adynamie peuvent se rencontrer aussi bien réunis qu'alternés.

CHAPITRE III

PRONOSTIC, MARCHE, DURÉE, COMPLICATIONS, CRISES, TERMINAISONS DES AFFECTIONS TYPHOÏDES

La durée des fièvres typhoïdes déclarées est ordinairement de quatre septénaires, mais elle peut aller bien au delà.

Selon M. Bretonneau, l'éruption intestinale constitutive de la dothiénentérie aurait, dans sa marche et dans sa durée, des périodes invariables. Suivant ce clinicien, la cicatrisation des ulcères intestinaux ne serait complète et définitive qu'au quarantième, au cinquantième et même au soixante-dixième jour.

Pour le grand nombre des auteurs, la durée moyenne de la fièvre typhoïde serait, à peu près, de quarante jours : la fièvre adynamique aurait la plus longue durée.

Rarement la mort survient dans la première période. A la deuxième période, les cas de mort commencent à devenir fréquents. A la troisième période, un dixième des malades, tout au plus, échappe à la mort.

La maladie est donc beaucoup plus grave à la troisième période que dans les autres, ce qui n'a rien de surprenant.

D'après les auteurs, le pronostic est plus grave dans

la saison chaude que dans la saison froide, ce qui se comprend parfaitement.

Un grand nombre de circonstances, d'accidents, de complications, peuvent aggraver le pronostic, tels que : affections morales fâcheuses, invasion subite et sans prélude de la maladie avec délire fort ou furieux, évacuations involontaires, coma très intense et permanent, hémorrhagies intestinales, surdité dès le début, eschares gangréneuses au sacrum, grande élévation du pouls et de la température (période fébrile aiguë) ou grand ralentissement du pouls après sa très grande fréquence (période de réfrigération), perforation intestinale avec péritonite consécutive, érysipèle au visage, météorisme considérable, dès le commencement de la maladie, resserrement continuel du ventre, spasme, exsudation couenneuse blanchâtre de la langue, selles excessives, noires, livides, infectes, rendues avec ténesme, à l'insu du malade, urines noires rendues involontairement, hoquet continuel, grangrène partielle, odeur de souris ou cadavéreuse qui précède souvent la mort.

On observe, plus ou moins longtemps, un affaiblissement général, la surdité, la perte de la mémoire, une sueur générale chaude et abondante, la diarrhée, une éruption miliaire, l'urine abondante avec sédiment grisâtre et purulent, des parotidites au déclin de la maladie, le ptyalisme, des abcès dans différentes régions du corps, des mucosités chaudes et épaisses rendues avec les urines.

Nous avons dit qu'on avait vu la mort survenir promptement et en quelque sorte primitivement : c'est alors que la maladie tue par son influence sur les centres nerveux, par excès de douleur ou par asphyxie, en détruisant les fonctions innervatrices, ou lentement et tardivement, par les altérations consécutives du système nerveux, du sang et des autres liquides, par l'effet d'autres maladies ou d'une complication telle que l'encéphalite, la pneumonie, l'érysipèle à la face, une pleurésie liée à l'existence de tubercules, une péritonite suraiguë consécutive à une perforation intestinale, qui est toujours à craindre, parce qu'elle peut avoir lieu lors même qu'il n'y a qu'une seule ulcération intestinale.

L'épistaxis, dont le sang tombe dans l'intestin, peut donner la mort, par la putréfaction de ce sang, tout comme une hémorrhagie intestinale provenant de la chute des eschares.

Lorsque la maladie se prolonge indéfiniment et que les ulcères de l'intestin, provenant de la chute des eschares, ne se cicatrisent pas, la mort survient par épuisement et par inanition sanguine.

On a vu la mort arriver après quatre mois de la maladie, on a trouvé un exanthème chronique de l'intestin avec les mêmes symptômes que ceux de l'entérite chronique.

MM. Bretonneau, Petit et Serres ont prétendu que le cæcum est le centre évolutif de l'éruption intestinale, ce qui ne nous paraîtrait admissible qu'autant qu'il y aurait toujours dothiénentérie, ce qui n'est pas.

La muqueuse buccale est d'abord sèche ou enduite d'une mucosité visqueuse, collante ; les dents sont couvertes de fuliginosités. Il est plus que probable que l'enduit variable des dents, des gencives, de la langue, des lèvres, est dû à une défécation muqueuse du sang épaissie et desséchée par le contact de l'air.

Il peut se faire encore, selon nous, que cet enduit soit

formé par du sang altéré et exsudé des crevasses de la langue et des lèvres, accidents qui sont compliqués par l'arrêt de la sécrétion salivaire, par manque de liquidité individuelle, liquidité qui est évaporée dans la période de combustion. Ces accidents tiennent également à la chaleur des parties thoraciques où se fait une concentration hémo-thermique considérable par suite de la difficulté de la circulation dans la foie, due au peu de liquidité introduite, dans l'économie du malade, par les méthodes courantes de traitement.

Les ulcérations du pharynx, de l'œsophage, tiennent à ce que ces parties, très sensibles, sont facilement excoriées par un produit altéré, à la présence duque elles ne sont pas habituées.

Si l'estomac n'est pas plus souvent ulcéré, cela tient à ce que cet organe est, par sa constitution, de force à résister à l'action corrosive de certains irritants, et à ce qu'il a pour mission d'élaborer et de transmettre à l'intestin un mélange qui sera soumis au travail de séparation du pur et de l'impur : le pur devant être absorbé pour servir à la nutrition du sujet, l'impur devant être rejeté sous forme de matière fécale.

La coloration jaune de l'estomac tient à un reflux de la bile dans et vers cet organe ; sa coloration rouge bleue est la conséquence d'une réplétion sanguine, par regorgement, causée par les oblitérations organiques dont nous avons déjà parlé. On a quelquefois trouvé l'estomac ramolli, très rarement on en a constaté la gangrène.

La rareté des altérations du duodénum tient à ce que le court trajet de cet intestin le met, très peu de temps, en contact avec le poison septique. Les ulcérations fréquentes de l'intestin grêle, au contraire, dans les quatre cinquièmes inférieurs surtout de sa longueur, ont été attribuées, par certains auteurs, à la gravité, au séjour prolongé des matières septiques dans la partie inférieure de l'iléon et dans le cæcum; ces auteurs croient, avec beaucoup de justesse de vue, qu'on peut tirer de cette manière de voir plus d'un argument sérieux en faveur du traitement de ces maladies par les doux évacuants.

Nous espérons que les arguments ne nous feront pas défaut, dans la suite de ce travail, pour prouver la nécessité d'une méthode plus complète et plus prompte à détruire les causes du mal, plus capable d'en atténuer et d'en détruire les effets.

Nous espérons même rallier à notre méthode bon nombre d'auteurs et surtout de praticiens qui ne paraissent guère convaincus par lès arguments fournis, jusqu'à ce jour, en faveur de cette manière de voir.

Quoi qu'il en soit des controverses officielles, M. Louis aurait bien dû nous dire quel était l'état des plaques de Peyer dans les trois cas où il a constaté l'invagination du bout supérieur de l'intestin grêle dans le bout inférieur: cela nous eût confirmé plus encore dans notre manière de voir sur les origines des affections typhoïdes, sur la source du poison que nous admettons, que nous évoquons pour expliquer tous les accidents consécutifs de cette terrible maladie; nous aurions eu là une observation fort intéressante et certainement très concluante à ajouter à celle que nous avons recueillie à l'hôpital Cochin dans le service de notre regretté maître et ami M. le professeur Beau, observation dont M. le professeur Ball a été témoin, que nous avons publiée dans la presse médicale et qui a été reproduite, à cause de son importance doctrinale, par plusieurs journaux de médecine de cette époque. Il s'agissait, précisément, d'une invagination toute semblable à celle rapportée par M. Louis, invagination qui laissait parfaitement saine et privée de toute matière putride la PORTION D'INTESTIN SITUÉE au-dessous de l'invagination, tandis que la portion du même intestin située au-dessus de l'invagination était remplie d'ulcérations et d'un liquide putréfié et corrosif très abondant.

Voilà, bien certainement, un cas des plus significatifs qui établit, d'une manière irréfutable et l'on ne peut plus claire, les rapports de voisinage, de cause à effet, entre la présence d'un liquide putréfié, corrosif et les nombreuses ulcérations qui en sont certainement, pour nous, la terrible conséquence.

Nous soutenons donc, contrairement à l'opinion de M. Louis et d'accord avec les faits interprétés par M. Beau, comme nous les interprétons nous-même, que l'altération des plaques de Peyer n'étant pas constante lorsque tous les autres symptômes de l'affection typhoïde existent, cette altération ne saurait être regardée, logiquement, comme cause, comme lésion anatomique caractéristique et nosogène de l'affection typhoïde. Deux fois sur trente, M. Andral n'a pas trouvé non plus l'altération des follicules de Peyer. M. Louis, lui-même, avoue qu'il a fait la même observation dans les fièvres typhoïdes simulées.

Dans des cas de fièvre typhoïde bien caractérisés, M. Andral a constaté, deux fois sur cent, l'absence de toute altération dans le tube digestif; beaucoup d'autres auteurs ont été forcés de faire les mêmes aveux.

Bien que ces cas soient regardés comme exceptionnels, nous croyons, nous, qu'ils sont très communs et qu'ils le deviendront beaucoup plus quand on connaîtra bien l'affection typhoïde et que, dès le début, on la combattra par un traitement convenable.

Il n'y a rien d'étonnant à ce qu'on ait reconnu de l'analogie entre l'éruption intestinale typhoïde et la variole, car, pour nous, ces affections ont absolument la même source, la même origine, la même nature, et ne diffèrent que par le siège, le plan, la zone occupés par leurs manifestations phénoménales ; le même traitement leur est donc applicable au début, et se trouve toujours couronné de succès.

Quant aux formes de l'éruption, je les abandonne aux amateurs, aux collectionneurs de pathographies ; ce qui me préoccupe, c'est le pouvoir de s'opposer, le plus tôt possible, à la production des effets par la destruction de leur cause.

On trouve, dans les auteurs, les descriptions de toutes les métamorphoses que peuvent subir les altérations de l'intestin ; j'y renvoie ceux qui s'intéressent à ces curiosités d'histoire naturelle *post mortem* et d'anatomie nécrologique. J'en dirai autant des ulcérations de l'intestin, de la péritonite qui ne sont dues, selon nous, qu'à une impuissance de réaction primitive ou acquise contre les éléments morbigènes, ou à une fausse thérapeutique.

Le météorisme tient au développement des gaz qui résultent de la putréfaction des liquides intestinaux, ce que prouve leur odeur d'hydrogène sulfuré.

La couleur rouge de l'intestin tient à ce que le sang, ne traversant pas facilement la veine porte pour se rendre au foie, séjourne dans les intestins où il finit par se vicier pour empoisonner ensuite toute l'économie.

Puisque M. Louis a trouvé des ulcérations dans le tiers des cas seulement, nous lui demanderons d'où il fait venir le liquide infecte et abondant de l'intestin lorsque, dans ce dernier, il ne se rencontre aucune ulcération?

Altérations des organes de la respiration.

La glotte, le larynx et la trachée-artère ne présentent aucune lésion, ce qui tient, selon nous, à ce que ces organes ne sont pas d'une composition spongieuse où les matières puissent séjourner, et à ce qu'ils sont constamment balayés par le passage de l'air.

Les poumons, plus spongieux, plus chauds, capables de favoriser bien davantage la stase des matières et leur fermentation, surtout dans les parties déclives, sont, pour cette raison, trop souvent pris de splénisation, accident dont MM. Louis et Andral ne nous ont pas donné l'explication.

Nous croyons que l'emphysème est la conséquence de la distension forcée des vésicules pulmonaires par les gaz qui résultent de la fermentation des matières morbides en stase dans le poumon.

Le ramollissement pultacé de ce dernier organe est la conséquence de l'action d'une sérosité rougeâtre et bilieuse. L'inflammation, ici comme partout ailleurs, n'est, à notre sens, que le résultat de l'accumulation des éléments plastiques du sang en stagnation, et de leur tendance, plus ou moins grande, à être éliminés, par les forces de l'économie, sous la forme dite purulente.

La rougeur des bronches, le liquide séreux de la plèvre sont également la conséquence de la stase des éléments plastiques du sang dans l'abdomen.

Altérations des organes de la circulation.

La fluidité et le ramollissement du cœur tiennent à la macération de cet organe dans un liquide trop alcalin, ainsi qu'à l'action de la matière gazeuse; sa teinte livide ou violacée tient, selon nous, aux carbures en excès dans le sang, par suite d'un manque d'oxygénation suffisante pour les mettre en évolution éliminative par le poumon.

L'état de contraction et de dureté du cœur, chez une convalescente ayant succombé à des complications diverses, nous paraît tenir à ce que le sang, chez cette malade, avait déjà repris son cours et le cœur de la nourriture.

De ce qu'on a trouvé une matière purulente dans la veine mésentérique, dans la veine porte abdominale et jusque dans le ventricule droit du cœur, il ne faut pas en conclure, comme on l'a fait, que l'adynamie est la conséquence de la phlébite, car, lorsqu'il n'y a ni pus ni phlogose intestinale, de quoi fera-t-on venir l'adynamie? Et puis il n'est pas du tout certain que le pus trouvé dans les veines soit le résultat d'une phlébite.

Altérations des organes de l'innervation.

Nous avons lieu de nous étonner que Morgagni ait considéré les phénomènes du cerveau comme étant de nature inflammatoire et la fièvre typhoïde ataxique comme une phrénésie. Je trouve, franchement, que c'est par trop se payer de mots, au lieu d'expliquer les choses naturellement et simplement par la stase veineuse cérébrale consécutive à la mauvaise circulation du sang dans les viscères.

Altérations des organes de la locomotion.

On a prétendu que les muscles sont ordinairement sains : comment cela se pourrait-il? Je pense, au contraire, et je trouve tout naturel qu'ils soient pâles et amaigris, ramollis, violacés, suivant le degré des altérations, et même qu'ils contiennent des abcès; ces états, comme on l'a dit du reste, diffèrent peu de ceux de la putréfaction, et je crois que la teinte verdâtre présentée par les muscles tient à la présence de la bile altérée qui empoisonne toute l'économie.

Les muscles ont perdu de leur électricité, comme on l'a fort bien observé, mais nous regardons cette perte d'électricité comme le résultat de l'altération des liquides qui entretiennent le dynamisme individuel.

Rossi a trouvé que, dans ces affections, le sang a des propriétés électriques différentes de celles qu'il possède à l'état normal; or la fibre musculaire, étant principalement composée de fibrine, il nous semble que ses altérations doivent se rapprocher de celles du sang.

Altérations des organes d'absorption et de sécrétion.

On a trouvé aux ganglions mésentériques le volume d'une aveline avec couleur rose, du huitième au seizième jour, une couleur rouge brun, avec indice de suppuration à leur centre, du seizième au vingtième jour. Nous pensons que l'engorgement sanguin de la première période, a emprisonné l'humeur lymphatique dans l'intérieur des ganglions et l'a fait prendre pour une suppuration centrale. La couleur bleuâtre ou grisâtre du vingtième au trentième jour, indique, pour nous, que les altérations ganglionnaires sont en rapport avec celles des muqueuses correspondantes, ce qui prouve que c'est consécutivement à l'entérite que les ganglions sont altérés. Pour ce qui est de l'augmentation de volume de la rate, elle se comprend, puisque, la veine porte se vidant mal dans le foie, la rate ne peut se vider facilement dans la veine porte. Il est certain que, quand le sujet est desséché, quand les liquides de l'économie sont éliminés, la rate doit diminuer de volume; mais il est bien temps!

C'est donc au commencement de la maladie que la rate sera le plus volumineuse.

Les rapports pathologiques de la rate avec l'estomac, par l'intermédiaire des vaisseaux courts, n'ont rien que de très naturel.

Le foie peut être pâle, décoloré, rouge, jaunâtre, mais il faut savoir à quelle période il a telle ou telle couleur et quelle en est la cause. Sa consistance doit nécessairement diminuer, ramolli qu'il est par l'état putride des humeurs.

Que la tunique interne de la vésicule du fiel soit épaissie, cela va de soi, la circulation étant difficile, cette membrane se trouve gonflée par imbibition et c'est, en effet, dans les commencements de la maladie ou dans une maladie de courte durée, qu'on remarque cet épaississement.

J'en dirai autant du pancréas, cette sorte de foie des appareils lymphatiques et salivaires, qui doit subir des modifications analogues par suite de ses rapports avec le foie, le tube digestif et l'appareil circulatoire.

Les abcès cutanés tiennent à ce que la lymphe n'est plus ramenée au centre, à ce qu'elle est exsudée et séjourne dans le derme où il se fait, par endroits, des amas qui se convertissent en abcès.

Les éruptions de la peau tiennent, ou à la condensation des vapeurs sudorales, par l'abaissement de la température du corps, ou à la concrétion, à sa surface, de la matière colorante du sang.

L'état putride et corrosif des liquides rend compte de la gangrène de cette membrane qui, étant plus ou moins en contact avec des liquides irritants, subit une décomposition locale, comme cela se passe après la mort totale.

Les reins sont tuméfiés grâce à la turgescence sanguine de tous les excréteurs; ils sont rouges parce que la circulation du sang est rendue difficile par suite de l'étranglement des veines consécutif à la stagnation des liquides altérés par manque de circulation et de sécrétion.

Il est clair que tous ces désordres sont également en rapport avec la durée de la maladie.

Qu'on ait trouvé la vessie distendue par l'urine, dans le cinquième des cas, injectée dans le sixième, ulcérée une fois, tous ces accidents reconnaissent pour cause. selon nous, la nature plus ou moins irritante et désorganisatrice des humeurs altérées.

La rougeur des ovaires, l'état vultueux de la peau sont

la conséquence de l'engorgement du foie qui, en s'opposant au retour du sang, le force à congestionner ces organes.

Quant à la couleur de la peau, elle sera d'autant plus terreuse que le foie aura laissé plus d'éléments biliaires dans l'économie.

Une stase sanguine locale rend compte de l'injection des yeux, du larmoiement; les points lacrymaux obstrués, ne pompant plus les larmes, les yeux deviennent chassieux en proportion de l'état de faiblesse du malade qui n'en a pas le moindre souci.

Le manque de nutrition, l'amaigrissement rendent le nez effilé; les excrétions nasales entravées, l'impossibilité de se moucher rendent compte, avec la faiblesse et la sécheresse des narines, de la poussière qui s'amasse dans ces cavités.

On comprend que la putréfaction générale soit plus prompte sur le cadavre des typhoïdés que dans d'autres maladies, parce qu'ici les liquides sont tous altérés et dans un état de putréfaction totale. On comprendra très facilement aussi que l'altération des solides, dans les fièvres typhiques, doit être consécutive à l'altération des liquides dont ils procèdent pour leur organisation et leur entretien fonctionnel.

CHAPITRE V

APPRÉCIATIONS DIVERSES DES PHÉNOMÈNES TYPHOÏDES PROVOQUÉES PAR L'ÉTUDE PHYSIQUE ET CHIMIQUE DES LIQUIDES DE L'ÉCONOMIE

Il est donc de grande utilité de faire l'étude physique et chimique des liquides du système, à l'exemple de notre savant confrère M. le docteur Goupil. Comment pourrait-on connaître une maladie qui commence par une altération des liquides et des fluides, lorsqu'on est forcé d'avouer que la connnaissance de ces liquides et de ces fluides vous est tout à fait étrangère.

Il faut donc que ceux qui sont obligés de confesser leur ignorance mettent un peu de côté la personnalité ainsi que la morgue académique et professorale pour déclarer franchement, quoi qu'il puisse en coûter à leur amour-propre, qu'ils n'ont aucune idée juste sur l'affection typhoïde, et que, par conséquent, ils doivent abandonner à de mieux avisés le traitement méthodique et curatif de cette terrible maladie.

On a dit que le sang peut paraître normal bien qu'il contienne un principe nuisible, que son altération peut être sensible bien qu'on ne puisse pas y constater la présence d'un agent perturbateur.

MM. Coindet et Christison, par exemple, disent que l'acide oxalique, introduit dans les veines, peut produire des altérations appréciables du sang, bien qu'on ne puisse ensuite y retrouver cet acide. Cela, pour nous, n'a rien d'étonnant, puisque le sang s'est emparé de l'oxygène de l'acide oxalique, en a fait de l'acide carbonique qui colore le sang en noir et peut amener l'asphyxie et la mort par coagulation du sang. Il serait, comme on le voit, bien difficile de retrouver l'acide oxalique, puisqu'il a été décomposé par le sang.

On a trouvé le sang d'un rouge clair ou vermeil, offrant la couleur du vin de Bourgogne, de la cornaline, de la gelée de groseilles, du vermillon; on l'a vu rosé, couleur de lie de vin, grisâtre, noir, comme dissous, incoagulable.

Cette fluidité du sang, d'après M. Louis, serait généralement en rapport avec le ramollissement du cœur, la coagulation lente et imparfaite du sang.

Le caillot mou, diffluent, noirâtre et pulvérulent, la couenne molle, mince, diffluente, verdâtre, l'odeur putride du liquide, au sortir de la veine, ont été signalés. Ce sont toutes ces considérations qui ont engagé certains auteurs à classer les fièvres putrides dans les maladies par diminution ou par défaut d'électricité. Cette opinion semblerait confirmée, par le grand nombre de ces affections, dans les saisons et les climats froids et humides, chez les individus d'un tempérament phlegmatique, circonstances qui, pense-t-on, concourent à dépouiller le corps humain de son fluide électrique.

Nous devons faire remarquer ici que la déperdition d'électricité, constatée par les auteurs, n'est qu'un phénomène tertiaire et consécutif à une déperdition du fluide nerveux qui amène des tensions constrictives des muscles et produit les symptômes de lassitude générale et de chaleur à la peau qui sont des phénomènes d'ordre quaternaire.

Nous ne croyons pas non plus que le tempérament phlegmatique soit sujet à l'affection typhoïde : les individus de cet ordre ne se font pas de bile ; cette bile n'étant, par conséquent, jamais en excès, elle ne saurait donner lieu aux accidents qui se rencontrent chez les bilieux.

Le phlegmatique est rempli d'éléments humides de nature alcaline et froide et, par conséquent, peu propices à la fermentation putride, cause unique de l'affection typhoïde, fermentation qui ne pourrait avoir lieu, chez le phlegmatique, qu'autant qu'une fièvre intense, lente et continue, viendrait à produire la fermentation des humeurs.

Chez les bilieux, il y a toujours une élévation plus grande du pouls, avec un état de fièvre lente et continue qui peut passer à l'état aigu, à la suite d'une virulence soit endogène, soit exogène.

La fibrine a été trouvée dissoute et comme putrilagineuse, l'albumine offrant moins de solidité qu'à l'état sain, les globules moins nombreux, la sérosité rougeâtre ; le sérum a été vu blanc, ce qui, d'après M. Raspail et selon nous, tient à la coagulation de l'albumine par la présence d'un acide d'une nature particulière, qui se génère dans l'individu.

Le sang contiendrait aussi de l'hydrosulfate d'ammoniaque, selon M. Bonnet (de Lyon).

On s'est demandé si l'acide carbonique qu'on a

trouvé dans le sang, dépendait de la réaction des parties de ce sang dans un commencement d'altération, ou de l'absorption de l'air, ou enfin de l'influence de l'oxygène atmosphérique sur la matière colorante?

Pour nous, cet acide carbonique est la conséquence du passage de l'alcalinité du sang à l'état acide par suite de la putréfaction des liquides; c'est cette acidité qui, en présence des parties terreuses contenues dans le sang, produit de l'acide carbonique.

Les hydrocarbures sanguins étant dépouillés de leur hydrogène par l'acide formé, il ne reste dans le sang que des carbures qui lui donnent la coloration noire, en favorisant sa coagulation.

D'après Nysten, l'air expiré, dans la fièvre typhoïde, contiendrait plus d'acide carbonique que dans l'état de santé.

La bile a été trouvée aqueuse, surabondante, jaune, verdâtre, trouble, grisâtre, rougeâtre, couleur d'urine, semblable à de la matière purulente et transsudante dans les parties voisines.

Morgagni et Orfila l'ont trouvée d'une âcreté à donner la mort à des pigeons, par inoculation, à un coq, par ingestion, et capable de produire des ampoules très douloureuses sur les lèvres.

On a trouvé l'urine trouble, fétide et exhalant une odeur de souris, sanguinolente, jumenteuse, noire, avec dépôt blanc, homogène, sans odeur désagréable, avec de petits graviers friables, de couleur brune, surnageant ou se collant aux parois du vase, avec des sels neutres dans sa composition, avec de l'ammoniaque et verdissant alors le sirop de violettes, au moment de son excrétion, tandis que, dans l'état normal, elle est, comme on le sait, constamment acide.

Orfila prétend que l'ammoniaque de l'urine provient de la décomposition d'une partie de l'urée dans la vessie même, puisque cette urine contenait moins d'urée que l'urine du même individu dans l'état de santé.

La putridité de l'urine, d'après Fourcroy et Vauquelin, dépendrait de ce qu'elle contient une plus grande proportion d'albumine et de gélatine ; on l'a vue aussi avec un dépôt rouge ou rosé.

Les matières du canal intestinal varient en couleur, en quantité, en consistance et en composition. On les a trouvées noires, fétides, colorées par la bile, sanguinolentes, verdâtres, couleur que les anciens attribuaient à l'âcreté de la bile; quelquefois très abondantes (15 à 20 selles dans les 24 heures), constituées par de l'eau colorée en rose, espèce de suc intestinal ou plutôt d'exsudation de lymphe qui, ne pouvant avoir son cours dans le canal thoracique comprimé, regorge dans l'intestin, et dont la quantité peut aller jusqu'à plusieurs livres par jour, presque toujours liquide dans l'intestin grêle, quelquefois comme une bouillie claire ; dans le gros intestin on a trouvé les matières molles et moulées.

Souvent les matières intestinales restent dures pendant toute la durée de la maladie ; elles contiennent ordinairement du mucus, de la bile, du sang fourni par des ulcérations de l'intestin ou par des phlébectasies, ou bien exhalé par les fosses nasales d'où il tombe dans le tube digestif; on y a trouvé aussi des ascarides lombricoïdes et des vers tricuspides.

Le gaz des intestins est de l'hydrogène sulfuré qu'on

reconnaît à son odeur et à la flamme bleue qui apparaît quand on approche une bougie allumée d'une petite ouverture faite à la paroi abdominale du cadavre, gaz qu'on aurait mieux fait, selon nous, de recueillir sur le malade.

Ordinairement on trouve, dans l'estomac, des mucosités ou une matière visqueuse insipide mêlée à une plus ou moins grande quantité de bile.

M. Louis a souvent trouvé, près du duodénum, une grande quantité de mucus mêlé à de la bile roussâtre et à du chyle.

Le mucus, en contact dans l'intestin avec des ulcères imbibés de pus et de sanie, ne doit-il pas facilement s'altérer et cela même sans qu'il y ait ni ulcérations ni pus? Ce mucus, dans les fièvres graves, est doué d'une âcreté qui excorie les tissus avec lesquels il est en contact.

D'après M. Prost, le mucus serait glaireux dans la première période des fièvres et aqueux dans la deuxième période. M. Louis a trouvé un mucus d'un rouge clair dans les bronches, une fois un mucus puriforme.

La sueur a été trouvée sanguinolente, et alors, ou bien il y avait hémorrhagie cutanée, ou bien la matière colorante du sang était entraînée avec la sueur. Quand la sueur est forte et abondante elle peut être colliquative, d'autres fois elle est froide et fétide contenant de l'ammoniaque et porte ainsi les caractères de la putréfaction.

Quant à l'odeur de souris de cette sécrétion, elle paraît tenir à la présence de l'ammoniaque ou à l'émission involontaire de l'urine.

Le liquide céphalo-rachidien est quelquefois très considérable dans les ventricules et à la surface du cerveau; il est plus abondant dans l'adynamie que dans l'ataxie; cette sérosité tient, selon nous, à la mauvaise circulation du sang qui est cause de l'exsudation de cette sérosité.

La quantité moindre de liquide céphalo-rachidien, dans l'ataxie, tient à ce que la chaleur y est plus considérable et amène le desséchement de l'économie.

On voit donc, en résumé, que, dans la fièvre typhoïde, les organes les plus importants pour l'entretien de la vie, sont tous gravement compromis : c'est pourquoi M. Serres a donné à cette affection la dénomination de maladie trisplanchnique, que nous proposons de remplacer par celle de septimucicholique, qui tient à la nature même de la cause morbigène.

Voyons maintenant à quoi peut tenir le consensus morbide. Cette sorte de solidarité pathologique se trouve dans la généralité de l'individu et peut évoluer, dans des sens différents, par des déterminatifs internes ou externes dont l'action porte principalement sur les fonctions de nutrition.

N'oublions pas que les altérations intestinales manquent souvent et qu'il y a des altérations du sang et surtout de la lymphe très notables malgré l'absence de ces lésions intestinales; en un mot, et c'est là le nœud de la question, qu'il y a des fièvres typhoïdes sans lésions de tissus appréciables.

L'affection typhoïde est donc bien une maladie générale. Les autels dressés à Rome en l'honneur de la fièvre étaient, selon nous, un culte bien légitime envers la nature médicatrice, qui, par la réaction fébrile, lutte contre les éléments morbigènes, cherche à les détruire, à les expulser de l'économie, afin d'y rétablir l'équilibre. Grâce à la fièvre, le sang passe plus souvent par la trame des tissus, leur fournit de la chaleur et du dynamisme qui favorisent l'élimination des éléments nuisibles.

Pour nous, comme pour Boerhaave, Baglivi, Stahl, etc., la fièvre est un travail spontané, autonome et réfléchi de notre principe vital, qui, au moyen des transactions nerveuses, vient au secours de l'économie. C'est un mouvement analogue à ce qui se passe quand on se tend pour la lutte : avant que la lutte commence, vous êtes déjà dans un état fébrile latent, l'esprit augmente la rapidité de la circulation et de la respiration sans qu'on s'en doute.

Dans le cas de lutte raisonnée, voulue, on sait le comment, le pourquoi de ce que l'on veut, de ce que l'on fait, tandis qu'on ne se doute pas du rôle que joue l'esprit dans l'acte fébrile qui n'en est pas moins très raisonnable malgré l'absence de tout raisonnement.

Tantôt la fièvre est interne, tantôt elle est externe, générale ou locale. Si interne? il y a refroidissement périphérique ; si externe? il y a sensation de froid à l'intérieur, chaleur externe ou chaleur générale considérable.

Là où se porte la chaleur, là se trouve le lieu de la lutte, la retraite, le refuge de l'ennemi. Huxham, Haller, Galien, ont prétendu que l'affection putride adynamique devait être attribuée à la putridité du sang et des autres fluides de l'économie, en même temps qu'à la lésion des propriétés vitales ; ils eussent été bien plus dans la vérité nosogénétique en disant que l'infection exogène altère directement la liquidité sanguine, tandis que l'infection endogène est consécutive à la putréfaction intestinale qui, elle-même, est due à la fermentation stomacale des matériaux alimentaires qui donnent naissance à l'élément septique par la putréfaction intestinale.

M. de Blainville reconnaît pour cause à la fièvre typhoïde un défaut de réaction nerveuse. Il eût été bon de nous dire contre quel élément morbifique doit avoir lieu cette réaction.

M. Lobstein attribue la fièvre typhoïde à la diminution de l'action nerveuse sur le sang; M. Prost, à l'éloignement du sang artériel des vaisseaux qu'il parcourt normalement dans les intestins, ce qui nous paraît très raisonnable, puisque ces intestins regorgeant de sang veineux, le sang artériel ne peut plus y arriver.

Rapporter la mort aux ulcérations, sans remonter à leur cause, c'est répondre qu'un homme est mort d'hémorrhagie, quand on demande avec quelle arme il a été frappé!...

Sans doute les ulcérations sont dangereuses, mais quelles sont leurs causes premières ou secondes? car, pour nous, les lésions de tissus, dans les affections typhoïdes, sont toujours des lésions tertiaires.

M. Gendrin s'approche beaucoup de la vérité en proclamant que la fièvre adynamique a pour point de départ la diminution ou le collapsus des forces nerveuses, et que la cause première de la fièvre putride est une altération particulière des fluides d'où résulterait l'aptitude à la décomposition et à la putridité des liquides et des solides du système.

M. Georget s'approchait également de la vérité quand

il attribuait les phénomènes d'ataxie à une agitation particulière des facultés cérébrales et musculaires; pour être complètement dans le vrai, M. Georget aurait dû remplacer le mot agitation par le mot exaltation, car l'exaltation de la faculté est bien la cause déterminante de l'agitation musculaire.

Suivant nous, l'exaltation des facultés est causée par une tension exagérée du fluide nerveux dans le centre cérébro-spinal, tension qui est consécutive à la difficulté circulatoire du sang dans les cavités thoracique et abdominale, cavités où les tissus se prêtent assez facilement à la dilatation, tandis que, dans le crâne, les canaux osseux, à travers lesquels passent les vaisseaux, sont inextensibles et amènent la surcharge sanguine et nerveuse du cerveau.

Les mouvements musculaires désordonnés sont le résultat télégraphique et réflexe de cette concentration hémo-nerveuse.

Dugès, pas plus que M. Georget, n'explique le comment de cette excitation, pas plus que M. Gendrin n'explique le comment de la perversion et de l'irrégularité de toutes les fonctions nerveuses.

Nous ne trouvons pas davantage dans Broussais l'explication des phénomènes morbides dont MM. Petit et Serres ignorent également la cause, la raison physiologico-philosophique.

On est étonné que M. Bouillaud n'ait pas compris que si le typhus est plus grave que la fièvre typhoïde, cela tient à une intoxication hémo-nerveuse primitive qui, pour le typhus, a lieu dans les poumons, tandis que, dans l'affection typhoïde, l'intoxication hémo-nerveuse est consécutive à l'altération putride du mucus, de la bile et de la lymphe dans l'intestin.

Nous aimons à entendre dire à M. Chomel que l'éruption intestinale typhoïde est à l'affection typhoïde ce que le bubon de la peste est à la peste; mais il aurait pu ajouter que l'un et l'autre sont le résultat d'une réaction éliminatrice amenée par le travail fébrile.

M. Louis n'est pas heureux dans sa comparaison de l'affection typhoïde avec la phthisie : dans la phthisie, le tubercule est, selon nous, le résultat d'un ramollissement du poumon par un excès de liquidité ammoniacale provenant, soit d'un état de putréfaction générale des liquides animaux, soit d'une suppléance forcée du poumon consécutive à l'engorgement de certains viscères dont la fonction se trouve anéantie ou fortement entravée; tandis que les accidents intestinaux sont le résultat de l'action corrosive des humeurs et de la réaction générale et locale non ou mal secondée.

M. Andral reconnaît que les fièves graves sont causées par l'entérite simple, par l'altération des follicules de Peyer, mais aussi par la cystite et la pneumonie des vieillards, par des lésions du sang, par des lésions des centres nerveux; ces fièvres graves, suivant cet illustre praticien, sont donc causées par des altérations siégeant ailleurs que dans le canal intestinal, ainsi qu'il le dit lui-même; donc elles n'ont pas pour point de départ invariable la dothiénentérie, puisqu'elles se montrent sans elle.

Nous reconnaissons que la langue n'est pas toujours le miroir fidèle de l'estomac, et cela se conçoit, la langue est plus exposée que l'estomac au desséchement par l'action de l'air, mais,dans le début des affections de la muqueuse gastro-intestinale, la langue indique assez nettement l'état du tube digestif. Il n'y a pas de doute que l'état de la langue est secondaire et consécutif aux troubles des organes sécréteurs, troubles qui sont eux-mêmes consécutifs à la gêne circulatoire due aux obstructions qui causent les altérations du sang ; il en est de même du pharynx, de l'œsophage, de l'estomac, du duodénum.

Mais pourquoi veut-on que les follicules des intestins grêles soient malades primitivement, puisque, comme nous l'avons vu, on les trouve souvent sains, même après la mort qu'ils seraient censés avoir causée par leurs altérations! ne faut-il pas d'ailleurs que leur altération ait sa cause? Cette cause, c'est l'inflammation dira-t-on ; mais l'inflammation, demanderai-je à mon tour, quelle en sera la cause? car toute inflammation suppose un combustible et un principe comburant, on verra que, pour nous, l'inflammation est la conséquence d'une mauvaise circulation dans l'appareil digestif, mauvaise circulation qui engorge de plus en plus l'organe sécréteur de la bile, lequel organe engorge le système de la veine porte, la rate, l'estomac, le pancréas, etc., engorgements qui, en augmentant celui des intestins, s'opposent à la circulation de la lymphe dans ses vaisseaux et dans le canal thoracique, font stationner cette lymphe dans les voies digestives, la mélangent avec le liquide gastro-intestinal qui, par l'augmentation du calorique, se met en fermentation et passe à la putridité. De plus, ces engorgements développent les follicules, les font macérer, s'ulcérer et amènent l'absorption des miasmes intestinaux par les radicules veineuses, cause prochaine de l'adynamie.

On ne sait vraiment plus quoi penser de la logique officielle, lorsqu'on entend dire à M. Louis que l'altération des plaques elliptiques de l'iléon commence avec la maladie, puisqu'il a constaté cette altération le huitième jour, et encore sur le cadavre de malades morts dans les hôpitaux, c'est-à-dire qui souffraient, déjà depuis plus ou moins de temps, avant d'avoir recours à ce refuge.

Les auteurs anciens et modernes auraient pu voir, aussi bien que nous, par les analogies qui existent entre l'affection typhoïde et le choléra, que ce dernier n'est réellement qu'une fièvre typhoïde galopante, puisqu'on y rencontre les mêmes altérations intestinales que chez les typhoïdés, les phthisiques et les scarlatineux.

Voilà donc, de par les lésions organiques elles-mêmes, les dothiénentéristes réduits à dire que les cas de mort sans lésions de l'iléon sont des exceptions!... exceptions cependant bien fréquentes; ou bien que les ulcères de l'intestin étaient cicatrisés, ce dont ils sont bien loin d'avoir la preuve; ou, encore, que les symptômes typhoïdes, sans altérations intestinales, avaient leur point de départ dans d'autres organes!... N'est-ce pas alors reconnaître que l'altération de l'iléon n'est pas l'épine typhoïde, ce que nous affirmons?

Et dire que l'on se contente de pareilles raisons lorsqu'on a pour devoir d'apprendre à de futurs médecins à juger sainement sur les maladies afin d'arriver à les traiter avec succès!

Autre preuve de la logique de nos maîtres : ils prétendent que la lésion des plaques de Peyer, dans l'affection typhoïde, est de nature inflammatoire; ils savent cependant bien QUE LE SANG TIRÉ par la lancette ou par la ventouse est bien loin d'être inflammatoire, puisqu'il a été constaté qu'il est fétide et diffluent.

Comment comprendre, du reste, une hémite locale avec un état général tout opposé de la masse totale du sang? Cela répugne au simple bon sens.

L'éruption de l'iléon n'est pas plus de nature inflammatoire que le furoncle, l'anthrax, l'érysipèle, la variole, etc. Tous ces états pathologiques sont dus à une cause irritante qui produit une perversion des sécrétions, des fluides et des liquides du système, soit comme quantité, soit comme qualité. Tous ces phénomènes déterminent une rupture d'équilibre dans toute l'économie qui, par un travail d'inflammation et d'élimination, cherche à se débarrasser de ses ennemis.

Il est bien entendu que ces états pathologiques d'élimination sont en rapport avec l'analogie et la diversité de structure des tissus.

Laennec n'a-t-il pas affirmé, du reste, qu'il n'y a pas de rapport entre les symptômes de la fièvre typhoïde et l'altération des follicules de Peyer, que, par conséquent, ces symptômes ne peuvent être dus à l'altération locale, et que, de plus, la simultanéité manquant entre l'altération locale et les phénomènes généraux, on ne peut faire dépendre ces derniers d'une semblable cause?

Comment ceux qui prétendent avoir trouvé la simultanéité entre l'altération locale et les symptômes généraux de l'affection typhoïde pourraient-ils soutenir cette assertion contradictoirement avec MM. Beau et Andral qui affirment n'avoir, bien souvent, rien trouvé d'anormal dans l'intestin des individus morts de fièvre typhoïde?

Les anciens attribuaient, avec raison, le météorisme à la putridité, ainsi que cela s'observe dans les mares où des matières en putréfaction, par leur séjour dans l'eau, produisent un dégagement de gaz, sous forme de bulles qui viennent crever à la surface du liquide; aussi l'aplatissement du ventre, dans la fièvre typhoïde, est-il, pour nous, comme pour Beau, un signe favorable.

Le météorisme, selon Broussais, tient à la nature des ingesta et à la chaleur exagérée du ventre; M. Louis l'attribue à une cause qu'il ne détermine pas : pour lui, le météorisme présente un caractère non moins important que l'altération des plaques de Peyer.

On a regardé les altérations des organes respiratoires comme consécutives, parce qu'elles ne sont pas constantes; pourquoi, dès lors, persister à regarder comme primitives les altérations de l'iléon dont l'inconstance n'est pas moins évidente?

Quant à la rougeur de l'aorte et au ramollissement du cœur que MM. Louis, Chomel, Trousseau et Rigot rapportent à l'imbibition, on voit qu'elle est consécutive à la viciation du sang, à sa coagulation, à sa stase due au manque d'alcalinité dissolvante remplacée par une sérosité acide, coagulante. On reconnait bien que les altérations du sang sont constantes, et l'on veut qu'elles soient la conséquence de l'état inconstant de l'intestin! On sait bien, cependant, qu'un vase, qu'un vaisseau, ne peut être altéré que par l'altération de son contenu, à moins d'une lésion traumatique directe du vase.

On dit aussi que le sang est rosé, beaucoup plus fluide, sans couenne; que la fibrine est dissoute et l'on veut que le sang des intestins, que le sang des follicules soit plastique, fibrineux, inflammatoire! Mais il faudrait, pour qu'il pût en être ainsi, que ce sang vînt d'une autre source que celle de la circulation générale qui irrigue toute l'économie,

Voici comment nous expliquons le phénomène : Si l'on met, dans une éprouvette, du sang liquide et sain, qu'on le maintienne à 38° et qu'on ajoute un acide, la fibrine est précipitée et entraîne, avec elle, au fond de l'éprouvette, les autres éléments constitutifs du sang : on a un liquide rosé à la partie supérieure de l'éprouvette.

Supposons que le cœur baigne dans une sérosité analogue à celle contenue dans la partie supérieure de l'éprouvette ; dans cet état, le cœur ne pourra porter, dans l'économie, qu'une liquidité semblable à celle dans laquelle il baigne et qui cause son ramollissement en lui enlevant sa force de propulsion. Le bas de l'éprouvette représentera le système veineux abdominal où se déposent des matériaux semblables à ceux du fond de l'éprouvette citée plus haut. On voit donc, une fois de plus, par cet exemple, que l'état des follicules de Peyer n'est pas la conséquence d'une inflammation impossible, et que l'altération du sang est primitive par rapport aux lésions de l'intestin.

On a pensé que l'ataxie tient uniquement au mélange du sang avec la matière sanieuse et putride qui se trouve dans l'intestin ; mais l'ataxie se rencontre dans des affections aiguës du cerveau, alors qu'il n'y a pas moyen d'évoquer cette cause : d'où vient-elle alors, si ce n'est d'un ramollissement du cerveau par la sérosité morbide et exubérante dont nous avons parlé plus haut?

Lorsqu'on injecte des liquides âcres dans les veines des animaux, l'ataxie tient, en partie, à un phénomène de compression cérébrale produite par la présence d'un liquide toxique qui décompose le sang, amène des coagulations, des dégagements d'acide carbonique, cause directe de la compression exercée sur les lobes cérébraux et pouvant causer tous les mouvements désordonnés que l'on observe dans ce cas. La compression cérébrale peut aussi être la conséquence de l'injection, dans les veines, d'un liquide capable de produire la contraction vasculaire par l'intermédiaire du système nerveux.

On arguë de ces faits pour dire que les altérations du sang sont secondaires : mais à quoi sont-elles secondaires ? à l'altération des follicules, répond-on ; mais cette altération n'est-elle pas inconstante ? Les altérations du sang ne peuvent donc qu'être consécutives à une altération constante, c'est-à-dire à l'action des éléments putrides que l'on trouve dans les voies biliaires et digestives des typhoïdés, les phénomènes nerveux n'étant jamais, pour nous, que des accidents tertiaires. L'altération du sang est analogue à ce qui se passe chez des animaux nourris avec des viandes gâtées, et qu'on a renfermés dans un milieu sombre, humide et tout imprégné des miasmes de leurs aliments pourris et de leurs propres excrétions.

Nous avons vu, par les expériences de M. Scoutetten, que l'absorption de ces matières putrides, par l'appareil digestif amène l'état typhoïde. Mais, dit-on, cet état typhoïde ne sera pas une dothiénentérie ; qu'est-ce que cela prouve, sinon que l'état typhoïde ne procède pas de la dothiénentérie et peut se produire sans elle, ce que nous croyons avoir surabondamment démontré par les faits et par le raisonnement.

Mais, dans ces cas, dit-on encore, la mort est plus prompte que dans la fièvre typhoïde : cela se comprend puisque, dans celle-ci, quand elle est simple, c'est-à-dire sans infection miasmatique pulmonaire ou exogène, l'altération du sang ne se fait que graduellement pour amener l'infection consécutive à l'action des liquides putréfiés.

Ne voit-on pas que la fièvre adynamique, dans le ramollissement du cerveau, telle que l'a observée le professeur Rostan, ne dépend pas directement de l'état du cerveau, mais d'un trouble dans les sécrétions, trouble dû au manque d'innervation des organes qui, ne pouvant plus fonctionner, laissent leur liquide, sans réaction, en proie à la décomposition et à la putréfaction consécutives?

Quand un tissu humide n'est plus suffisamment animé, il se pourrit; il en est de même de nos organes, ce qui ne m'empêche pas de reconnaître que les troubles de l'intelligence, de la locomotion, de la sensibilité, tiennent souvent à une modification des centres nerveux; seulement ces troubles se produisent diversement : tantôt ils précèdent les accidents dus à des sécrétions perverties, tantôt ils leur sont consécutifs.

L'adynamie tient à ce que les liquides ne sont plus de nature à permettre au sang de se charger d'un dynamisme capable d'animer les organes et le jeu des fonctions. Voilà comment les altérations consécutives du cerveau sont liées aux altérations des fonctions de l'appareil digestif. Ce n'est donc pas, comme on se l'est imaginé, une pure question de sympathie.

Il ne faut pas non plus faire dépendre de relations sympathiques entre les nerfs les lassitudes générales qui tiennent, tantôt à une hypodynamie, tantôt à une concentration hémo-nerveuse sur les organes de la vie végétative que la force de réaction tend à remettre en équilibre.

Les pandiculations tiennent à un besoin de mouvement pour favoriser la circulation et la répartition des fluides et des liquides par une organodynamie autothérapique qui, secondée par l'art, constitue ce que nous avons appelé la dynamothérapie intégrale (1).

La céphalalgie peut tenir à un retour pénible du sang de la tête au centre, ou bien à un travail naturel local soit de dilatation, soit d'élimination, soit de l'un et l'autre alternés ou simultanés.

Les douleurs dans les membres sont la conséquence d'une mauvaise circulation qui produit l'injection, la tuméfaction et l'irritation consécutive des muscles ; il en est de même pour les douleurs de la partie postérieure du tronc.

Quant au frisson et au tremblement, ils tiennent à la concentration des forces et du calorique dans les centres qui en ont besoin pour entrer en travail de réaction ; ces états sont analogues au frisson et au tremblement qu'on observe souvent pendant le travail de la digestion normale.

(1) *Du somnambulisme médical ou Esquisse de Nososcopie dynamothérapique*, par le Dr Huguet, Institut dynamothérapique, 11, rue du Colisée 1857, Paris.

Les lassitudes spontanées, comme le disait Hippocrate, annoncent la maladie; cela est vrai, mais il aurait dû ajouter qu'elles annoncent aussi un trouble des parties centrales et surtout des voies digestives, qui appellent à leur secours les forces de la vie de relation.

L'ataxie, pour nous, sera toujours consécutive à l'altération des sécrétions; de celle du mucus, de la bile, de la lymphe particulièrement; mais elle n'est pas, comme on l'a cru, toujours consécutive à l'altération des follicules de Peyer.

Les sudamina tiennent à la suppléance forcée du foie et des reins par la peau.

Le ramollissement, l'ulcération, la gangrène de la peau, tiennent à son hypodynamisme, à son séjour dans une atmosphère putride et mal aérée, à son ramollissement par les excréments, ainsi qu'à la compression de cette membrane par le séjour au lit.

On est obligé de convenir que, dans l'affection typhoïde, le sang est bien réellement altéré, que les autres liquides le sont également; on veut bien admettre aussi que l'économie doit tendre à se débarrasser, par la diarrhée, par la sueur, par l'urine, etc., de ce que nous appelons, à l'exemple de nos ancêtres, une véritable humeur peccante. En voilà certes beaucoup d'accordé et nous n'en demandons pas davantage à nos contradicteurs en faveur de la vérité.

En résumé, les dothiénentéristes disent que les altérations de l'intestin grêle et des ganglions mésentériques sont primitives, parce qu'ils passent sur la vraie cause de ces altérations sans la voir, sans même la soupçonner! Ils prétendent que les altérations de la langue, de la bouche, du pharynx, de l'œsophage, de l'estomac, du duodénum, du gros intestin, des matières intestinales, des organes de la respiration, du sang, des organes de la circulation et de l'innervation, du liquide céphalo-rachidien, des muscles, du foie, de la bile, des reins, de l'urine, de la rate, de la peau, de la sueur, sont des accidents secondaires dus à des altérations inconstantes qu'on regarde néanmoins comme primitives, altérations qui ont, cependant, besoin d'une cause qui les produise.

D'après cette manière de voir, cette façon de comprendre les choses, qu'y aurait-il de critique et de conservateur dans les phénomènes, si l'on compte les évacuations biliaires, urinaires, sudorales et autres, au nombre des phénomènes morbides?

On ignore donc absolument qu'il y a dans toute maladie un drame pathologique à deux éléments, à deux facteurs principaux, savoir : 1° un élément morbifique, un parasite, un perturbateur de l'ordre ; 2° un élément conservateur, une action auto-curative connue et admise sous le nom de réaction, réaction que l'on confond trop souvent avec les phénomènes morbides, et que l'on enraye, au grand détriment du malade, sous prétexte de le calmer et de le guérir de son mal.

C'est ainsi, par exemple, que l'attaque d'épilepsie qui, selon nous, rentre dans l'ordre des phénomènes nerveux considérés par nous comme des accidents tertiaires, indicateurs d'un élément morbide, l'attaque d'épilepsie, disons-nous, est en partie morbide et en partie curative : elle est morbide en ce sens que si l'harmonie n'était pas troublée par un élément qu'il faut connaître et combattre, l'attaque n'aurait pas de raison d'être ; l'attaque est curative en ce qu'elle marche dans le sens des mouvements autonomiques équilibrants, et qu'elle sert à délivrer l'économie de ses ennemis par une lutte plus ou moins pénible et acharnée, lutte qui tend à rétablir l'équilibre et l'harmonie dans le système par une mise en jeu des forces vitales, spontanée et curative, qui doit être bien comprise et intelligemment secondée par l'art.

Nous en dirons autant des attaques de goutte, des coliques hépathiques, néphrétiques, etc., que l'on peut, très judicieusement, comparer à un accouchement laborieux. Nos adversaires prétendent que, dans certains cas, les altérations du gros intestin, des matières intestinales, du sang, des organes de la circulation et de l'innervation, peuvent être primitives, mais il faut cependant bien admettre que ces altérations ont besoin d'une cause qui les engendre, cause dont ils sont la conséquence et le produit!

Les conclusions des dothiénentéristes ne nous apprennent donc absolument rien sur la philosophie de l'affection typhoïde au point de vue de sa nature et de ses causes; ces conclusions sont le résultat de contradictions et d'illogismes ne conduisant qu'au scepticisme médical et à une fausse thérapeutique qui expose les malades à toutes sortes d'infirmités et trop souvent à la mort. Ces auteurs n'ont donc rien d'original, on ne trouve, dans leurs ouvrages, qu'une compilation et un écho des funestes données de l'anatomo-pathologisme..

CHAPITRE V

EXAMEN CRITIQUE DES DIVERS MODES DE TRAITEMENT EMPLOYÉS, PAR LES AUTEURS ANCIENS ET MODERNES, DANS LES AFFECTIONS TYPHOÏDES

C'est ici que nous allons trouver une grande variété de vues thérapeutiques et l'emploi de moyens aussi divers qu'incohérents, depuis la diète et les débilitants directs, jusqu'aux toniques les plus énergiques, car chaque système pathologique, ainsi que l'a dit Bichat, a reflué sur la thérapeutique.

Hippocrate qui employait les vomitifs et les purgatifs s'en tenait souvent à l'expectation, au dire de ses commentateurs, ce qui eût été un grand tort, à notre avis, en même temps qu'un aveu d'impuissance ; il eût beaucoup mieux fait, ainsi qu'il le conseille lui-même, de chercher à aider la nature en augmentant la puissance de la réaction vitale, d'une part, et, d'autre part, en diminuant la résistance des causes morbigènes et des embarras organiques.

Galien et ses successeurs employaient un traitement mixte (saignées, boissons délayantes, diète, purgatifs, etc.). Stahl restait presque complètement inactif;

Chirac, en purgeant, croyait, avec raison, chasser du corps la cause de la maladie, maladie qui n'est, pour nous, qu'un jour ou une série de jours de lutte, de souffrance, d'efforts plus ou moins pénibles de la force vitale pour chasser de l'économie les ennemis qui l'ont envahie. La maladie n'est donc, au fond, que le malade en travail de guérison spontanée, autonome, travail que l'art doit comprendre et seconder, sans en confondre jamais les phénomènes avec ceux qui sont la conséquence de l'action physico-chimique des causes morbigènes sur nos éléments constituants, ni avec les résonnances sympathiques.

Depuis Van Helmont la saignée fut négligée, fort heureusement, mais pas encore assez à notre avis, car nous la proscrivons d'une manière absolue.

Hoffmann préconisa les antispasmodiques, et Stoll les émétiques. Brown, voyant de l'asthénie partout, non sans quelque raison, prodigua les toniques et les stimulants diffusibles, ce qui eût été très bon, si, auparavant, il eût déblayé l'économie des matières putrescibles et putréfiées.

Franck et Pinel recouraient aux vomitifs et aux toniques mais c'était l'à-propos des moyens à employer, le *modus operandi* qui leur faisait défaut.

Mêmes variétés de vues pour les praticiens de nos jours. Quel degré de confiance peut-on accorder à un pareil emploi de moyens aussi opposés qu'incohérents? Les méthodes diverses basées sur des théories contradictoires comptent-elles, au moins, des succès égaux? Assurément, non ; le manque de justesse de vue rend la meilleure méthode incomplète, compromet et restreint le nombre de ses succès. Mieux vaudrait encore ne rien faire, dans de pareilles affections, que d'agir contre la tendance de la réaction naturelle, en marchant dans le sens des causes morbigènes, en pleine complicité avec elles.

Traitement curatif général

On rapporte à ce traitement les méthodes par les évacuants, les antiphlogistiques, les toniques, les antispasmodiques, les révulsifs, les spécifiques, l'expectation, etc.

Les anciens médecins cherchaient souvent (ils auraient dû le faire toujours, d'une façon philosophique) à provoquer la diarrhée et le vomissement qu'ils regardaient, avec raison, comme des crises salutaires. Aussi voyons-nous les vomitifs et les purgatifs employés dans le traitement des fièvres continues par Hippocrate, Sydenham, Sarcone, Selle, Stoll, Baglivi, Franck, Tissot, Pinel, etc., etc. ; mais il n'était pas indifférent d'administrer les vomitifs et les purgatifs à tel ou tel moment, de telle ou telle façon.

D'après Hippocrate et beaucoup d'autres praticiens, les émétiques conviendraient surtout au commencement de la maladie, avant le travail de coction des éléments morbides et les purgatifs à la fin.

Grimaud serait du même avis et avec raison, selon nous, d'après cette remarque due à Hippocrate, à savoir : que, dans la première période des maladies, les mouvements doivent se porter vers les parties supérieures, tandis qu'à leur déclin correspond la tendance vers les parties inférieures.

Quelle leçon pour nous que cette sage observation dont nous vérifions, chaque jour, la justesse dans notre pratique, et qu'il est grand temps de mettre à profit, de la façon la plus large, en thérapeutique !...

Quand de Haen voulait qu'on prescrivît l'usage des émétiques au commencement de toutes les fièvres aiguës, cela tenait, sans doute, à ce qu'il pressentait le régime préalable que nous conseillons, régime qui rend le vomitif complètement inoffensif et qui en assure l'efficacité.

Stoll qui succéda à de Haen, dans la même ville et dans le même hôpital, est celui qui a le plus préconisé la méthode par les vomitifs; malheureusement, cet illustre praticien n'y préparait pas ses malades, ce qui est absolument nécessaire, comme nous le montrerons dans la suite de cet ouvrage.

Si les médecins qui, avant Broussais, commençaient généralement le traitement de toutes les fièvres par le vomitif, avaient su préparer leurs malades et administrer le remède selon notre méthode, MM. Petit et Serres n'auraient certainement pas regardé le vomitif comme nuisible, et M. Andral n'en aurait pas réduit l'indication aux seuls cas d'embarras gastriques par trop évidents, embarras qu'une bonne préparation rend encore plus manifestes, par l'emploi d'un régime et de tisanes appropriés.

M. de Larroque eût été beaucoup plus large et beaucoup plus heureux dans l'emploi du vomitif, s'il eût connu la vraie méthode de son application.

M. le professeur Puchet, à Heidelberg, pense que les vomitifs, dans le stade des prodrômes, feraient avorter a maladie et lui imprimeraient une marche plus favorable. Qu'aurait dit cet honorable praticien, s'il eût connu la méthode par les délayants, les vomitifs, les purgatifs et les toniques combinés selon la pratique de mon père?

M. Graves, à Dublin, dit aussi avoir obtenu des succès par l'émétique à haute dose, contre la forme ataxique, mais il ne dit rien des évacuations consécutives provoquées par ce médicament.

Malgré les opinions que nous venons de rapporter, on a dit : Si les émétiques paraissent généralement nuisibles, il ne paraît pas en être de même des légers évacuants. Mais à qui donc les vomitifs paraissent-ils nuisibles, si ce n'est à ceux qui ne les emploient pas, ou bien à ceux qui ne savent pas s'en servir !

Quant aux heureux effets des purgatifs, même employés dès le début, ils sont relatifs à la sécheresse ou à l'humidité du terrain pathologique.

Mais l'empirisme aveugle suffit à l'ignorance des plagiaires, malgré les raisons données par MM. Prost, Broussais, Scoutetten, O'Beirne (de Dublin), raisons qui prouvent que les altérations de l'intestin ne sont pas primitives et caractéristiques, puisqu'elles sont, pour ces praticiens illustres, comme pour mon père et pour nous, consécutives à l'action des matières fétides contenues dans l'intestin.

Les auteurs anciens, Fernel surtout, pensaient que les purgatifs doux, administrés dans les fièvres, n'évacuent de l'économie que ce qui est altéré et ce qui pèche par ses qualités nuisibles. Nous pensons que ces praticiens illustres avaient grandement raison; seulement il faut administrer ces remèdes bien à propos et les faire précéder de l'emploi des moyens convenables que nous indiquons dans la deuxième partie de ce volume.

Nous avons déjà dit que Chirac croyait, par l'emploi de ces moyens, chasser du corps la cause de la maladie, qu'il plaçait, avec beaucoup de raison dans l'altération des fluides de l'économie.

La méthode purgative, au début des fièvres, a été mise en usage par Baillou, Quesnay, etc. Très répandue jadis en Angleterre, sous le nom de méthode Hamilton, du nom de son auteur, elle compte encore quelques partisans. C'est ainsi que le Dr Hewett, médecin de l'hôpital Saint-Georges de Londres, est d'avis que l'efficacité des purgatifs, pour prévenir les altérations, semble prouvée par cette considération que la cause de l'ulcération folliculaire consiste en ce que l'orifice des glandes mucipares est obstrué par une matière épaissie, sécrétée par elles; il est clair, pour ce médecin, qu'en employant alors les purgatifs, on désobstrue les orifices de ces glandes, et que l'on prévient ainsi leur distension et, par suite, leur ulcération...

Il y a sans doute beaucoup de vrai dans cette manière de voir, mais il faut tenir compte de l'action du liquide intestinal, de nature septique et corrosive, avant, pendant et après l'affection glandulaire.

M. Andral, nous l'avons vu, dit s'être bien trouvé des purgatifs dans les fièvres graves, mais surtout dans la fièvre muqueuse et catarrhale, où il employait les sels neutres associés à un demi-grain d'émétique.

C'était là, bien évidemment, une dose trop faible et trop souvent insuffisante.

Nous n'approuvons pas l'emploi du calomel comme méthode exclusive, parce que cette préparation ne peut être absorbée d'une façon parfaite, à cause de l'action corrosive du liquide intestinal qui altère ce médicament en détruisant son action bienfaisante; et puis, dans tous les cas, le calomel ne serait qu'un simple auxiliaire dans un traitement intégral méthodiquement ordonné.

En 1835, MM. de Larroque et Piédagnel annoncèrent avoir retiré les plus grands avantages des purgatifs, et surtout de l'eau de Sedlitz, dans le traitement de la fièvre typhoïde; quels n'auraient pas été leurs succès s'ils avaient connu la méthode intégrale! Il est bien regrettable, qu'à cette même époque, M. Andral, dans son rapport à l'Académie des sciences fait au nom d'une commission, ait cru devoir ajourner un jugement définitif sur la valeur du traitement de M. de Larroque par les évacuants; c'était laisser indécise une opinion concluante sur la méthode évacuante en général, et livrer à la mort bien des malades qu'on eût facilement sauvés par un traitement méthodique intégral.

Nous sommes heureux, dans l'intérêt de la science et de l'humanité, qu'un praticien des plus compétents, un membre de l'Académie de médecine, un médecin des hôpitaux, M. le professeur Beau, soit venu confirmer, par les succès cliniques et par son enseignement, la pratique heureuse de mes ancêtres et de mon vénéré père; en relevant hautement le drapeau de la méthode évacuante, il en assurait le succès dans un avenir prochain.

Espérons que la médecine officielle saura bientôt reconnaître les bienfaits de la méthode intégrale, dans le traitement préventif et curatif des fièvres graves, de la fièvre typhoïde en particulier.

Il n'est pas étonnant que les méthodes actuelles comptent des insuccès comme on en comptait du temps d'Hippocrate; nous sommes convaincu qu'à présent, comme alors, les échecs ne peuvent être imputés qu'à une connaissance incomplète du sujet, car, depuis bientôt trente ans que nous appliquons notre méthode, nous ne comptons encore aucun insuccès !

Il est reconnu, par tous les camps, que l'usage des purgatifs paraît rationnel, soit au commencement de la maladie pour dégorger les follicules et en prévenir l'ulcération, soit à la fin, pour empêcher la stagnation et l'absorption des produits septiques dans l'intestin, sous la réserve, toutefois, de ne pas employer les drastiques aveuglément, à peine de précipiter les mouvements vermiculaires de l'intestin, de déterminer la perforation de ses parois et, par suite, une péritonite mortelle.

Nous pensons qu'il faudrait être bien malheureux, ou bien maladroit, pour arriver à ce triste résultat, surtout si, dès le début, on a pu recourir à un traitement aussi complet que rationnel, pour prévenir ou arrêter l'action des causes de l'altération folliculaire.

On a demandé s'il ne serait pas prudent de n'employer les purgatifs qu'au commencement de la maladie et de s'en priver à la fin, époque où les ulcérations intestinales s'étendent quelquefois jusqu'au péritoine, alors que l'intestin, distendu par des gaz, est sous le coup d'une perforation ?

Cette observation nous paraît très judicieuse, car il ne faut pas oublier que les altérations de l'intestin sont dues à l'engorgement des follicules, à la difficulté de la circulation dans l'appareil porto-spléno-hépatique, à l'engorgement du foie et de tout le système lymphatique.

Or, comment éloignerait-on ces causes si l'on n'employait pas les désobstruants et les évacuants dès le début du mal ? Seulement, n'oublions pas que c'est à une méthode évacuante complète qu'il faudra recourir, à une méthode complexe, rationnelle et intégrale.

C'est ainsi seulement que l'on pourra désobstruer les conduits excréteurs, délayer ou dissoudre les fluides épaissis, évacuer les matières peccantes, rétablir le cours des liquides, la circulation du sang, la respiration, ainsi que la répartition sérielle et hiérarchique du fluide nerveux, en vue du rétablissement de l'équilibre dans les organes et de l'harmonie dans les fonctions. Le sang purifié purifie tout, et bientôt a lieu la vraie convalescence. Mais n'oublions pas qu'il n'y a pas de temps à perdre, étant donné que la perforation de l'intestin peut avoir lieu dès le douzième jour de l'affection. Ne croyons pas surtout que les quelques cas de perforations intestinales que l'on a constatés, soient dus à l'emploi des évacuants : il est certain, pour moi, qu'il n'y avait là qu'une pure coïncidence de temps entre le moyen employé et les désordres produits, le moyen n'étant nullement la cause de ces derniers qui n'auraient pas eu lieu par l'emploi d'une méthode rationnelle et énergique dès le début des accidents digestifs.

Quant à ce qui est de croire que Galien, en employant la saignée jusqu'à la syncope, dans la fièvre dite inflammatoire, imminente ou éphémère, jugulât presque toujours la maladie, on me permettra d'en douter. Je pense qu'il jugulait plutôt la réaction vitale, ce qui se conçoit : dès lors il n'y avait plus de fièvre, mais que devenait le travail curatif autonome, que devenaient la convalescence et l'état de santé consécutif du patient?

La matière peccante contre laquelle ne pouvait plus lutter l'économie exténuée par le traitement, n'en était pas moins dans le corps pour y exercer ses ravages !

On sait que les docteurs Smith et Pinel étaient fortement contre la saignée dans le traitement des fièvres graves.

L'usage des boissons émollientes, dans ces maladies, remonte à la plus haute antiquité : Hippocrate prescrivait la décoction d'orge à laquelle, plus tard, on associa le nitre.

On a recommandé l'usage des acides minéraux, le mélange du miel et du vinaigre, des tranches de citron ou de pomme de reinette appliquées sur la langue, dans le cas de fuliginosités et de grande sécheresse de la bouche.

Souvent on a parlé d'embarras gastrique simple, de fièvre bilieuse, mais on n'a pas dit les rapports qui existent entre ces états et l'affection typhoïde, ce qui est cependant d'un bien grand intérêt, car nous voyons, dans ces états, le germe de cette terrible affection qui n'est, pour nous, qu'un degré plus avancé. Aussi appliquons-nous à ces deux manifestations morbides le même traitement, modifié selon les idiosyncrasies, les complications organopathiques, et nous réussissons toujours sans avoir jamais recours aux émissions sanguines dont nous ne comprenons pas l'emploi.

On a remarqué que le traitement par les toniques et

les excitants ne donne que des résultats défavorables. Les pathologistes qui racontent les insuccès de ces agents, dans leur pratique, ne savent, disent-ils, à quoi les attribuer; voici comment nous les expliquons.

Les prétendus toniques, le quinquina particulièrement, ne peuvent amener qu'une tonicité de très courte durée; éminemment astringents, comme tous les tannins, ces agents ne peuvent que crisper et resserrer les orifices excréteurs des glandes mucipares et augmenter les engorgements en s'opposant à l'élimination.

Quant aux toniques appelés diffusibles, ils dispersent dans l'économie les éléments septiques, en augmentant, par le fait, les accidents toxiques.

Il ne faut donc avoir recours qu'à des aromates, à des huiles essentielles, fixes, pénétrantes, et non diffusibles, tels que le girofle, la cannelle, la noix muscade, le romarin, etc. Du reste, tous les toniques employés avant l'épuration de l'économie par la méthode intégrale, ne peuvent qu'être nuisibles; ils sont utiles, au contraire, pour faciliter la circulation et les sécrétions, quand les muqueuses sont débarrassées des matières encombrantes qui enrayent leurs fonctions; ils ont alors l'avantage d'accaparer, de retenir, de fixer les forces du milieu extraites de l'air et des aliments.

Voilà les raisons qui excluent les astringents, en tant que constitutifs d'une méthode curative spéciale, exclusive, et qui restreignent leur emploi aux cas et au moment où ils sont réellement utiles, c'est-à-dire après l'emploi méthodique des évacuants, suivant les règles de la méthode naturelle, suivant les principes de la médecine homéodynamique et de la dynamothérapie intégrale basées sur la loi de similitude fonctionnelle et du complémentarisme final (1).

Quant à ce qui est des antispasmodiques, nous en comprenons l'emploi lorsqu'ils sont choisis parmi les diffusibles aromatiques, et qu'ils sont administrés après l'élimination des matières septiques. Ces médicaments embaument alors l'économie, poussent à la peau, quelquefois aux urines, ce qui peut être d'une grande utilité.

Les bains tièdes, tant recommandés par Hippocrate, sont indiqués quand la peau est sèche et comme recouverte d'un vernis ; ils désobstruent les pores et favorisent l'élimination des matières morbides. Mais il serait imprudent, à notre avis, d'insister sur leur emploi quand les malades sont affaiblis, parce que l'action prolongée de l'eau tiède sur la peau amollirait cette membrane en diminuant sa tonalité ainsi que son pouvoir de réagir contre les éléments morbides.

Nous repoussons les applications froides sur la tête, elles peuvent amener une coagulation et un épaississement des liquides capables de produire des accidents divers, tels que la surdité, les troubles de la vue, etc. M. Louis, du reste, est bien de cet avis, il repousse le froid sur la tête et affirme que, dix fois sur douze, la mort en a été la suite.

J'en dirai autant des bains froids et des affusions froides qui sont à la mode, et qui ont pour effet d'enrayer les fonctions de la peau et de refouler les matières morbides vers les centres en prédisposant le malade à la phthisie pulmonaire, à la méningite, etc., surtout chez

(1) *Exposé de médecine homéodynamique*, par le Dr Huguet. Adrien Delahaye, libraire-éditeur, place de l'École-de-médecine, Paris.

les sujets très affaiblis dont la réaction est presque nulle. Si l'on a pu croire à l'innocuité de ces moyens, ce n'est que dans certains cas heureux où l'élimination, ayant une tendance à se faire par les voies digestives et urinaires, la répercussion du sang sur les viscères, due à l'action du froid, venait stimuler l'élimination entéro-vésicale en répondant homéodynamiquement à une tendance critique spéciale de la nature.

Notre expérience personnelle, pendant nos années d'internat, dans les salles civiles et militaires, nous a convaincu que les vésicatoires sont rarement utiles; ils peuvent appeler à la peau une partie des forces du sujet, en entraînant au dehors une liquidité nécessaire au travail d'élimination par les intestins et les voies urinaires, tout en desséchant l'économie et en rendant par le fait la circulation plus difficile.

Il n'en est pas de même des révulsifs : appliqués avec discernement, ils peuvent, par une réaction sur les viscères, aider le travail de coction et favoriser l'élimination des éléments septiques.

Quant à ce qui est des spécifiques de la fièvre typhoïde, nous n'en connaissons aucun en dehors des moyens employés selon notre méthode et d'après les principes homéodynamiques, moyens qui sont de nature à chasser la matière septique, cause des troubles fonctionnels et organiques, matière contre laquelle s'insurgent les forces vives du sujet, sous le nom de maladie, mot qui indique l'état du malade, en travail spontané et autonome d'équilibration.

L'affection typhoïde, étant de nature septique, il faut penser toujours et travailler sans cesse à marcher dans le sens des mouvements autonomiques équilibrants, dans le sens des réactions critiques ayant pour but de détruire la cause morbigène des affections consécutives, c'est-à-dire en agissant sur la maladie, disons mieux, sur le malade, de façon à rétablir le plus tôt possible une harmonie détruite et remettre en ordre les fluides, les liquides et les solides de l'économie.

Hippocrate et Stahl, avons-nous dit, s'en tenaient souvent à l'expectation et restaient dans une inactivité presque complète, en prétendant que la nature se suffit à elle-même, ce qui est vrai quelquefois; qu'elle a reçu, de son auteur, les moyens pour résister aux causes de destruction qui l'assiègent, mais qu'elle ne peut y réussir, quand on joint, à la maladie, des traitements absurdes qui en entravent la marche naturelle.

Ce que disaient ces deux grands maîtres pourrait très bien s'adresser à la routine médicale de nos jours; nous sommes bien d'avis qu'il vaudrait mieux laisser tout faire à la nature, dût-elle avoir la plus grande peine dans la lutte, que d'agir en opposition avec ses tendances, par l'emploi de moyens contraires.

En étudiant bien les mouvements spontanés d'équilibration, l'enchaînement des phénomènes critiques, on arrive au traitement véritable, à la méthode naturelle et raisonnée, basée sur la loi de similitude fonctionnelle dont nous avons parlé plus haut, on fait, en un mot, de la dynamothérapie intégrale, en aidant les efforts curatifs des malades par des moyens associés et combinés, de façon à marcher dans le sens de la réaction, du travail d'élimination des éléments morbides et de la mise en ordre des éléments normaux. Malgré tous les travaux sur le sujet qui nous occupe, nous n'avons trouvé nulle part une conclusion sérieuse, en dehors de celle que nous avons formulée dans notre exposé de médecine homéodynamique.

Les succès constants que nous obtenons prouvent que nos efforts n'ont été stériles ni pour la science ni pour l'humanité.

Cependant, la plupart des auteurs concluent encore pour la méthode antiphlogistique, au début des accidents, et pour les toniques, à la fin de la maladie !

Nous employons les délayants et les évacuants combinés au début et aux diverses périodes de la maladie, selon l'état du malade, et nous recourons aux aromatiques fixes balsamiques et toniques dans les intervalles des périodes évacuantes et vers la fin de la maladie.

Quant au traitement de ce qu'on appelle les complications qui ne sont, pour nous, que des accidents consécutifs secondaires ou tertiaires dus à l'extension des perturbations sécrétoires et excrétoires par suite d'un traitement défectueux, nous sommes bien loin de nous entendre avec la plupart de nos maîtres.

L'affection typhoïde, pour les entéro-mésentéristes, se compliquerait de gastrite, d'entérite ordinaire, de pleurésie, de bronchite, de pneumonie, etc. ; ces divers états, pour nous, ne sont que des organo-emphraxies consécutives aux troubles circulatoires dus à des altérations des sécrétions et des excrétions, ainsi que nous l'avons si souvent répété dans le cours de ce travail.

Contre ces états morbides manifestés dès le début, M. Chomel conseille le même traitement que pour l'affection typhoïde, c'est-à-dire les antiphlogistiques !...

Si ces états surviennent dans les deuxième ou troisième périodes qui, suivant cet auteur, réclament les toniques, il faut, dit-il, combattre ces phlegmasies par les saignées locales et surtout par les ventouses scarifiées, si l'état du malade le permet; dans le cas contraire, ajoute M. Chomel, et si l'adynamie et la prostration prédominent, on doit combattre ces phlegmasies par de simples révulsifs!...

Voilà des conseils dans lesquels nous ne pouvons voir que des moyens propres à diminuer les forces du malade, à troubler le travail naturel de réaction, sans diminuer en rien les éléments morbides cause première de tous les accidents que l'on prétend combattre!...

Le meilleur moyen à employer contre les hémorrhagies intestinales est, selon nous, de rétablir la circulation porto-spléno-hépatique; nous atteignons le mieux ce résultat par les moyens combinés de la méthode intégrale; tous les autres moyens sont ou nuisibles ou sans efficacité.

Contre l'épistaxis, on peut souvent employer les palliatifs, mais sans oublier les vrais moyens, ceux qui rétablissent les fonctions de la circulation, des sécrétions et des excrétions.

Les parotidites, qui ne sont autre chose que des engorgements dus à l'épaississement des liquides et à l'oblitération des conduits excréteurs, réclament la méthode intégrale et particulièrement les gargarismes chauds et détersifs, les résolutifs dissolvants qui, localement appliqués, peuvent devenir de très utiles adjuvants.

Le météorisme, contre lequel M. Andral dit ne reconnaître aucun moyen spécifique, doit cependant en trouver un dans l'emploi des agents capables d'enlever les matières fermentescibles : c'est, en effet, ce qui a toujours lieu par notre méthode. Dans tous les cas, nous nous gardons bien de combattre la diarrhée dite rebelle, par les astringents ou par les narcotiques opiacés. Nous comprenons et employons, dans ces cas, la méthode de Sydenham : comme ce grand praticien, c'est au vomitif que nous recourons ainsi qu'à d'autres moyens complémentaires appropriés à l'état du malade.

Quant à ce qui est des perforations, nous plaignons, de tout cœur, les malheureux qui sont tombés dans ce déplorable état : ils touchent au terme de leurs jours, le mal est au-dessus des ressources de l'art, dans le plus grand nombre des cas, pour ne pas dire toujours. Dans cette situation, il faut employer tous les moyens capables de favoriser la cicatrisation et les adhérences. En face de cas semblables, nous agirions conformément à notre doctrine et selon notre conscience, en nous rappelant bien que le meilleur cicatrisant est un sang pur et circulant partout avec facilité.

Quant aux eschares, aux ulcérations du sacrum et des trochanters, le mieux est de prévenir ces horribles accidents et d'en empêcher la production, ce qu'on obtient toujours par la méthode intégrale.

La rétention d'urine nécessite souvent le cathétérisme qu'il ne faut pas négliger de pratiquer à temps. Souvent cette rétention est due à l'encrassement du col de la vessie par le mucus et les sels de l'urine, ainsi qu'à un manque de force ou à un spasme du sphincter vésical, tous états qui relèvent de notre médication.

Le meilleur moyen pour empêcher et pour guérir l'érysipèle, c'est le déblayement des voies digestives et le rétablissement de la circulation générale et locale par tous les moyens rationnels, par le vomitif principalement. Jamais nous n'employons le sulfate de quinine contre l'intermittence, tout, dans la nature, étant soumis à l'alternance, à la périodicité; il en est ainsi de la réaction fébrile de l'économie, qu'il faut bien se garder d'anéantir pour cela.

C'est avec beaucoup de raison que les anciens prescrivaient la diète dans l'état aigu des affections fébriles, et proscrivaient toute espèce de médicaments, car, à cette période de la maladie, les matières morbides ne sont pas prêtes à être évacuées, elles sont crues, comme ils disaient, et renfermées dans les cellules organiques; elles tapissent les membranes auxquelles elles sont plus ou moins collées et adhérentes. Il faut donc ne pas déranger la force vitale qui se concentre pour lutter contre les obstacles, les ramollir, les décoller et les chasser au dehors : c'est le moment de donner les boissons délayantes chaudes et d'éviter tout aliment, toutes boissons, les sirops principalement, capables de déterminer des fermentations gazeuses.

C'est avec une grande justesse de vue que Gaspard pense que les fièvres graves dépendent, soit d'une diathèse putride particulière, spontanée, individuelle, constitutionnelle, soit de l'absorption de matières putrides, et qu'il conseille, contre ces affections, les antispasmodiques, les évacuants, les acides, et, pour diminuer l'absorption du poison, le régime alimentaire. Seulement, il faut, comme nous l'avons dit, employer bien à propos ces différents agents : il ne faut pas, par exemple, employer les acides avant les évacuants, sous prétexte de resserrer les orifices exhalants, déjà collés et obstrués. J'en dirai autant des antiseptiques, avant l'emploi desquels il faut enlever les éléments morbides, de même que, dans les empoisonnements, on fait vomir avant d'employer les contre-poisons.

Une fois l'estomac et les voies biliaires débarrassés, les aliments légers seront bien supportés et augmenteront la force de réaction en favorisant le travail critique de guérison : c'est alors que les antiseptiques deviennent de très utiles adjuvants. Il faut donc se hâter de mettre le malade en état de bien digérer les aliments, afin d'augmenter le pouvoir de réaction, tout en diminuant la résistance morbide par la soustraction des matières peccantes; c'est là le vrai moyen d'arriver promptement au rétablissement de l'équilibre; sans l'emploi méthodique de ce régime, le dynamisme du système ne trouve plus de fixatif, dans les matières alimentaires, pour le fonctionnement des organes; ce dynamisme décoordonné produit alors, par sa concentration cérébro-spinale, les phénomènes ataxiques que la nourriture fait souvent cesser, lorsque les malades peuvent la recevoir et la bien assimiler.

Broussais et beaucoup d'autres après lui, attendaient que les fuliginosités, la stupeur et la faiblesse du pouls se déclarassent, pour donner au malade des boissons gommeuses, acidulées et sucrées; puis, quand la bouche se nettoyait et que l'appétit se manifestait, on devait, disait Broussais, nourrir le malade avec de l'eau lactée et ensuite avec des bouillons très légers; autrement, disait-il, le malade pourrait périr d'inanition avant la terminaison de la maladie.

Je ne parlerai pas davantage du régime que tout praticien habile saura diriger selon l'état du malade et de la convalescence. On n'aura, du reste, qu'à lire MM. Andral et Chomel qui disent d'excellentes choses à ce sujet.

Il est, cependant, encore une précaution que nous recommandons particulièrement et qu'on néglige généralement : c'est d'entretenir constamment la pureté de l'air dans la chambre du malade et de l'assainir par un feu de cheminée assez énergique pour avoir un courant d'air capable de brûler et d'entraîner les miasmes au dehors. Il est bon aussi de changer fréquemment la position du malade, ainsi que le recommande M. le professeur Piorry, et cela, pour éviter les stases sanguines, surtout celle de la partie postérieure des poumons, et pour prévenir les gangrènes extérieures. On fera très bien aussi de laver avec un mélange de vin et d'huile les parties sur lesquelles appuie le corps; on évitera, avec le plus grand soin, la malpropreté, une nourriture insuffisante ou de mauvaise qualité, les excès de table, les passions trop vives, les évacuations excessives, les travaux intellectuels immodérés, surtout à l'époque de la croissance, car ces sortes de travaux dépensent, par le jeu des organes de l'intelligence et aux dépens de la vie végétative, une trop grande quantité de fluide nerveux, dépense de forces qui est une cause puissante de l'altération des sécrétions muqueuse, bilieuse et lymphatique; il faut encore éviter de trop entourer le malade, précaution que recommandait fortement Galien.

M. Chomel était bien près de la vérité quand il considérait les fièvres inflammatoire, bilieuse, muqueuse, adynamique et ataxique, comme des formes et des degrés d'une même affection. Cette manière de voir était le résultat de cette observation due à la perspicacité de ce célèbre praticien, à savoir, que les fièvres inflammatoire, bilieuse et muqueuse ne causent jamais la mort sans devenir graves, c'est-à-dire adynamiques ou ataxiques.

Effectivement, si l'on consulte les faits rapportés par les auteurs comme caractéristiques des fièvres inflammatoire, bilieuse et muqueuse terminées par la mort, on voit que, dans ces cas, la fièvre est devenue ataxique ou adynamique, et, alors, on constate, à l'autopsie, l'existence des altérations propres à ces deux derniers ordres d'affection.

En voilà bien assez, pensons-nous, pour faire reconnaître, définitivement, que les affections typhoïdes ne sont, au dire même de bon nombre d'auteurs classiques, que des accidents consécutifs graves, dus à l'altération des humeurs, altération qui reconnnaît elle-même pour causes, répétons-le jusqu'à satiété, des engorgements organiques avec formation d'éléments septiques.

Le traitement des fièvres graves, ou de celles qui peuvent le devenir, sera donc en rapport avec le temps des évolutions morbides, d'autant plus qu'il est avéré, par les auteurs eux-mêmes, que jamais l'ataxie ni l'adynamie ne manquent d'être précédées des symptômes de putréfaction. On aura donc à la première période de l'affection typhoïde et des fièvres graves, une fermentation des humeurs, sans lésions de tissus.

A la deuxième période, on constatera la putréfaction des humeurs amenant l'altération progressive des tissus.

A la période que nous appelons période de rectification physico-chimique des humeurs putréfiées, on aura le travail d'extraction des éléments sains, leur séparation par ce travail de rectification, et leur sublimation par le travail fébrile. Ces éléments sains serviront à la reconstitution du malade, le conduiront à la convalescence et à la rénovation de son individualité.

Lorsque la mort arrive, cela tient à ce que la somme des éléments sains nutritifs est insuffisante, ou à ce qu'on a paralysé le travail spontané d'équilibration : le malade meurt alors d'inanition.

A la première période, ou période de fermentation, il faut introduire dans l'économie une liquidité considérable, dans laquelle entreront des sudorifiques, des aromates antiseptiques non diffusibles et capables d'enrayer le travail de fermentation des humeurs et d'aider à l'évacuation des fèces dont le séjour, dans l'économie, produirait la deuxième période, ou période de putréfaction, dont il est urgent de prévenir le développement.

Les agents évacuants devront être incorporés dans les liquides introduits ; les évacuations seront, dès lors, plus faciles à régler que par l'action d'un évacuant simple sur la régularité duquel on ne saurait compter.

Le malade, de la sorte, se trouve beaucoup moins fatigué, aidé qu'il est, dans la lutte, par l'introduction d'éléments capables d'augmenter la réaction vitale, tout en s'opposant aux fermentations, en chassant, par la peau, les éléments morbides volatils, et en expulsant, par l'intestin, les matériaux fixes. Si, malgré tout, le mal ne peut être enrayé et que le malade entre dans la deuxième période ou période de putréfaction, alors il faut lui venir en aide d'une autre façon, d'abord en ne cherchant pas à le tirer de l'état de prostration dans lequel il tombe nécessairement, prostration que nous regardons comme éminemment utile, puisqu'elle permet à toutes les forces de la vie de relation de se porter au centre végétatif pour entrer en lutte contre la putréfaction; ensuite en faisant ingérer une liquidité suffisante chargée d'aromates fixes et légèrement sudorifiques, sans être purgatifs, le tout dans le but d'embaumer toute l'économie et d'empêcher la putréfaction générale, en permettant aux forces vitales de faire toutes les rectifications nécessaires pour amener la convalescence et conséquemment la rénovation des éléments constitutifs de l'individu.

Dans la troisième période ou période de rectification des humeurs, il faut aider le malade, par une liquidité peu abondante mais tonique, aromatique, légèrement fondante et résolutive; il faut procurer des évacuations journalières modérées et sans fatiguer le malade.

C'est aussi le moment d'agir sur les voies respiratoires par des inhalations aromatiques, ozonées, afin de fournir aux éléments constitutifs du malade une combustion plus parfaite, en augmentant la puissance du foyer, ce qui permet au sujet de distiller, de rectifier toutes les substances dont il doit extraire tous les éléments les plus purs, en rejetant les terres sous forme d'excréments.

Nous espérons que nos lecteurs seront bien convaincus

de l'inutilité et des dangers de la saignée, puisque les phlébotomistes, eux-mêmes, y sont opposés dans l'affection typhoïde.

M. Courcelles (d'Amiens) vous dira « qu'en saignant, dans les affections putrides, ou vous tirez du sang qui n'est pas encore altéré, et alors le sang qui reste dans l'économie s'altère de plus en plus à cause de la faiblesse et de la soustraction du dynamisme vital qui s'échappe avec son support sanguin ; ou bien, vous enlevez tout le sang altéré, ce qui doit avoir les suites les plus fâcheuses. »

Quant aux troubles cérébraux, rappelons-nous ce que disait Galien : « Si la partie primitivement affectée guérit bien, les altérations correspondantes, sympathiques ou consécutives, telles que la pneumonie et les perturbations nerveuses, guérissent bien aussi. »

Le meilleur des calmants est donc l'agent qui attaque, le plus directement et le plus vite les causes premières et secondes en les supprimant.

Mais, si on a laissé les choses venir au point où toute la substance est altérée, que faut-il faire ? Il faut se hâter d'employer la même méthode et les mêmes moyens, en proportionnant leur action à l'état du malade dynamiquement et organiquement envisagé.

L'œdème est un accident dont nous devons dire un mot. Ce phénomène est consécutif à la gêne de la circulation porto-spléno-hépatique et de la grande circulation, gêne qui empêche la vitalité d'arriver aux parties périphériques. C'est donc en enlevant la cause qu'on peut réparer les perturbations qui en sont les effets, sans négliger certains adjuvants, tels que le benjoin, les frictions, etc; mais surtout en évitant les bandages compressifs qui peuvent amener la gangrène.

On a voulu comparer le typhus à l'affection typhoïde et les étudier analogiquement. Parmi les nombreuses observations fournies par ces recherches, nous signalerons, dans la deuxième partie de cet ouvrage, celles qui nous paraissent avoir le plus d'importance, au point de vue de nos idées, sur la nature de la fièvre typhoïde et sur son traitement curatif intégral.

On a dit que la diarrhée paraît être véritablement critique et favorable, lorsqu'elle coïncide avec une terminaison heureuse. Pourquoi cette restriction? La diarrhée, de même que l'excrétion urinaire, est toujours critique et utile; mais, si l'art tend à arrêter ou ne sait pas seconder ces efforts de la nature, le résultat peut être insuffisant ou funeste.

On a prétendu que les accidents typhiques produits sur les animaux vivants par l'injection de substances putrides dans les veines, prouvaient que l'altération du sang, dans le typhus, doit être considérée comme primitive; mais la formation du poison ne précède-t-elle pas son injection et son absorption par les veines! Le liquide injecté est altéré secondairement, nécessairement et consécutivement à l'action d'une cause morbigène sur le liquide de l'animal qui l'a fourni pour l'injection. Le liquide injecté est donc le déterminatif préconçu et voulu par l'expérimentateur qui prend un liquide altéré pour obtenir, sur un animal sain, des phénomènes semblables à ceux observés sur l'animal malade. Les accidents déterminés sur l'animal injecté sont donc bien des accidents tertiaires, par rapport à la cause déterminante, et des accidents primitifs au point de vue des phénomènes produits, chez l'individu sain, par l'introduction d'un élement septique dans l'économie du sujet soumis à l'expérimentation.

On peut voir à quelles erreurs et à quels dangers peut conduire une méthode analytique irrationnelle et purement thaumaturgique, au point de vue phénoménal, puisqu'elle fait prendre des accidents tertiaires pour des accidents primitifs, et réciproquement. Car, remarquons-le bien, dans la substance que l'on injecte, se trouvent inclus des êtres vivants et virulents dont le microscope peut dévoiler la présence, tandis que le miasme est un fluide porteur de l'arome spermatique mâle, arome capable de féconder les éléments femelles contenus dans l'ovule, éléments qui sont tellement subtils, quoique basiques, qu'on ne peut les apercevoir au microscope, qu'alors qu'ils sont agrégés.

Nous voyons donc que l'ovule est formé d'éléments marchant à une composition ; mais pour que leur composition soit définie, ces éléments femelles ont besoin de recevoir l'arome spermatique mâle dont nous venons de parler.

C'est donc bien la conjonction de ces éléments femelles et de l'arome spermatique mâle qui va limiter le germe dans sa formation.

Voilà le germe conçu; que va-t-il devenir? En vertu du principe vital venant de l'universel, principe porté et apporté par l'arome spermatique, le germe déterminé va entrer en évolution, s'accroître à l'aide des fluides, des liquides et des solides contenus dans le milieu, dans le terrain, dans l'économie où ce germe a pris naissance et où il va passer à l'état d'animalcule.

On voit donc clairement, d'après ce qui vient d'être

dit, qu'il ne faut pas confondre le germe avec l'animalcule... Le germe est un organe simple, tandis que l'animalcule est un composé d'organes, constituant un être organisé.

C'est la procréation et la faculté procréatrice de cet être qui caractérisent son état virulent; la virulence de l'animalcule n'est donc nullement un poison constitué, ainsi qu'on l'a pensé jusqu'à ce jour.

Si des désordres sont causés dans une économie par cette virulence, cela tient à ce que l'animalcule porteur de cette faculté procréatrice donne naissance à des êtres semblables à lui, êtres qui prennent à l'économie où ils sont inclus les éléments statiques et dynamiques nécessaires pour se constituer une virulence.

On voit que, par leur génération successive et spontanée, par leur évolution, ces êtres vont atteindre l'autonomie individuelle de l'être humain au bénéfice de leur progéniture.

Il est un cas, ainsi que les expériences de M. Pasteur l'ont démontré, où l'animalcule perd sa virulence sans perdre, pour cela, sa faculté procréatrice : cela tient au milieu où il vit, milieu liquide disposé par l'expérimentateur, milieu dénué de la propriété de fournir à l'animalcule un principe virulent et capable, au contraire, d'absorber sa virulence acquise. Dans ces conditions l'animalcule devient neutre jusqu'à ce qu'on lui fournisse un nouveau milieu où il pourra puiser une virulence nouvelle; voilà une expérience qui n'a pas été tentée par M. Pasteur et qui l'aurait forcé à changer sa théorie au point de vue du germe et de l'animalcule dont il aurait pu faire la distinction.

Ceci dit, jetons un coup d'œil sur les moyens employés pour combattre le typhus et les affections typhoïdes.

Nous trouvons, dans la méthode dite expectante, représentée par Hildenbrand, des idées parfaitement en rapport avec les nôtres, mais nous les tenons pour incomplètes, en ce sens que notre méthode aide et favorise bien davantage les efforts de la nature et l'action de ses mouvements critiques, autonomiques, équilibrants.

Pour ce qui est des accidents locaux, des complications, nous repoussons la conduite d'Hildenbrand, nous ne voulons ni saignées ni sangsues, pas même contre les troubles encéphaliques, thoraciques et abdominaux : ces accidents cèdent, on ne peut mieux, à un traitement général et rationnel, qui, en détruisant la cause des diverses modalités pathologiques, neutralise ses effets, en faisant disparaître promptement les phénomènes spasmodiques et convulsifs.

La prétendue inflammation nerveuse du foie n'est, pour nous, qu'une névropathie consécutive à l'engorgement de ce viscère, névropathie qui est combattue très efficacement par les moyens indiqués dans notre méthode, moyens auxquels l'ictère cède rapidement, et d'autant mieux qu'on attend moins longtemps pour les administrer.

La dysenterie, la surdité, les hémorrhagies, la rétention d'urine, etc., etc., sont dues aux mêmes causes que les accidents dont nous avons parlé plus haut. En rétablissant les sécrétions par les moyens désobstruants, par les boissons délayantes ainsi que par l'hyosciamine et la strychnine associées, selon la pratique de M. le professeur Burggraeve, on triomphe promptement de ce dernier accident.

Les toniques, administrés à propos, peuvent, comme nous l'avons dit, rendre d'importants services, ainsi que le régime diététique. Ce qu'on a conseillé de mieux c'est la dispersion des malades et le renouvellement de l'air.

Dans le traitement préventif officiel, on a toujours en vue une cause externe, on va toujours chercher au loin ce qui est près de nous, au dehors ce qui se trouve au dedans. On indique bien les moyens propres à diminuer l'intensité et la transmission du fléau, mais, quant aux moyens capables d'arrêter, de prévenir son développement, on ne les aperçoit pas, parce que le préjugé et la routine masquent la véritable cause et nous en éloignent.

Les causes véritables se trouvent dans l'air et dans l'aliment, dans l'un ou l'autre séparément, ou dans les deux à la fois. Ces causes amènent une altération septique des humeurs chez les individus prédisposés par les causes obstruantes dont nous avons déjà tant parlé.

Le miasme, respiré par des économies prédisposées, joue le rôle d'un ferment, d'une étincelle septique qui détermine des accidents de même nature sur les contaminés.

En même temps qu'on aura recours aux désinfectants variés de l'air ambiant, il faudra désobstruer et désinfecter les filtres et les groupes organiques, les débarrasser des éléments septiques qui les imprègnent, clarifier, purifier les liquides animaux, favoriser la circulation, donner un air pur, évacuer les humeurs corrompues, et bientôt on verra les symptômes s'améliorer et les malades entrer en convalescence.

On n'a qu'à se rappeler le malaise qu'on éprouve en respirant les émanations de certaines personnes dont l'haleine vous asphyxie et vous paralyse, pour comprendre que les miasmes exhalés par un certain nombre d'individus en décomposition, sont bien capables de modifier des prédisposés dans le sens d'une maladie typhique dont les accidents seront en rapport avec l'état de prédisposition du contaminé et avec l'énergie du miasme inspiré.

J'abandonne aux amateurs l'inoculation de la maladie; libre à eux d'en essayer sur leur personne, si cela peut les intéresser.

A propos de la période dite inflammatoire, M. Roche déclare que l'altération du sang a la priorité et que, primitive ou non, il ne regarde pas moins la période inflammatoire comme une phase de réaction. Voilà, certes, une affirmation qui fera plaisir aux vrais praticiens qui savent comprendre, respecter et seconder les efforts curatifs et autonomes des forces vitales. M. Roche ajoute même qu'il faut aider cette réaction de l'économie contre la première impression de la cause miasmatique. Or le premier des moyens qu'il propose, à l'exemple de Pringle, de Stoll et d'Hildenbrand, c'est... le vomitif !

Mais l'administration d'un émétique, d'après une pratique timide et incomplète, devait, dans certains cas, n'obtenir que des résultats insuffisants. A quoi bon, en effet, employer un agent, utile en soi, si on l'administre de façon qu'il ne puisse produire les meilleurs effets?

Malheureusement, on ne demande guère au vomitif

qu'une légère secousse, sous le fallacieux prétexte de déranger le cours de la maladie : aussi, est-ce à peine si le remède produit la vingtième partie des effets qu'on obtient lorsqu'il est employé par nous.

Quand certains auteurs modernes se permettent de porter un jugement, de formuler une critique sur les idées des auteurs anciens, et, à plus forte raison, sur celles de leurs contemporains qui marchent dans la voie tracée par nos ancêtres, on est péniblement affecté de l'air badin avec lequel ils s'expriment, et cependant nos modernes savants conseillent et emploient, chaque jour, empiriquement et en pâles imitateurs, les moyens conseillés par ceux dont ils osent se moquer, moyens auxquels ils doivent cependant le plus grand nombre de leurs succès cliniques.

C'est avec raison que les anciens reconnaissaient au vomitif une action spéciale sur le foie et sur la bile, auxquels, avec plus de raison encore, ils faisaient jouer un rôle important dans la production des phénomènes typhiques. C'est à l'aide des évacuants que ces excellents praticiens chassaient la matière morbifique ; les accidents consécutifs à la fermentation putride de la matière peccante et à son absorption produisaient alors, beaucoup plus rarement, la série des phénomènes qui servent de base pathologique aux fabricants modernes de périodes morbides et de spécifiques thérapeutiques.

Aussi, combien se met-on en peine pour neutraliser un poison qu'on ne veut et qu'on ne sait reconnaître, en nature, dans son état primitif, et bien moins encore, dans ses multiples effets !

Heureusement que, dans nombre de cas désespérés

dus à l'emploi de moyens contre nature, ainsi qu'à une médication insuffisante, on peut encore venir à temps au secours des malades par une méthode rationnelle et par des moyens dont l'action, conforme au vœu de la nature, peut réparer le mal causé par l'ignorance et par un empirisme aussi illogique que malfaisant.

Que pouvait-on dire de plus fort pour prouver l'analogie étiologique du typhus et de la fièvre typhoïde, que d'avancer, ainsi qu'on l'a fait, que la fièvre typhoïde s'appellerait typhus, si elle régnait épidémiquement?

Le typhus peut commencer, de même que la fièvre typhoïde, par l'altération du sang dans les poumons; le plus souvent, à l'état sporadique, la maladie commence par une altération du sang dans le foie et dans le tube digestif. Mais, parce que les symptômes du typhus sont plus graves que ceux de la fièvre typhoïde, on en a fait deux maladies différentes.

A-t-on agi de même pour une gastrite légère et pour une gastrite intense?

Quant à ce qui est d'admettre une fièvre typhoïde maligne, nerveuse, putride, asthénique, ardente, à l'exemple d'Hildenbrand et de beaucoup d'autres auteurs, nous n'en voyons aucunement l'utilité.

En rapprochant la douleur et la tension de l'hypocondre droit du météorisme, de la diarrhée fétide, des douleurs de ventre à la pression, on comprendra les rapports de ces phénomènes entre eux et avec ceux des sécrétions perverties et des altérations de tissus consécutives aux altérations des liquides.

Il n'y a donc pas plusieurs fièvres typhoïdes; il n'y a qu'une affection typhoïde, susceptible de se présenter sous des formes différentes, en rapport avec l'altération des liquides dont l'état pourra produire, soit des départs du fluide vital, soit des tensions liquides dont le résultat sera l'altération et la lésion progressive des organes.

A la période dyspeptique, l'économie est encore suffisamment sous l'action pénétrante du principe vital universel : seulement, les répartitions de la vitalité ne sont plus coordonnées; il se fait alors des tensions fluidiques produisant des contractures musculaires sur les points congestionnés, contractures qui enrayent la circulation des liquides dans le muscle, en produisant des trépidations par suite d'un défaut d'écoulement continu dû à la contraction anormale du muscle, ce qui donne lieu à un rythme plus ou moins régulier. Nous voyons, dans cet état, l'atrophie des muscles se produire à la suite des obstructions, qui, en entravant la circulation sanguine, empêchent, en même temps, la répartition normale du fluide nerveux : c'est la répartition anormale de ce fluide, dans le muscle, qui produit des intermittences et un rythme qui n'obéit plus à la volonté.

C'est dans des cas semblables que le simple pincement d'un muscle, à l'endroit où se trouve un engorgement, rétablit la circulation sanguine en ramenant l'équilibre du fluide nerveux. Le même résultat s'obtient par l'élongation directe des nerfs qui rétablit, dans ces conducteurs, la circulation et la répartition du fluide nerveux.

C'est en conséquence de ces faits que nous avons pu, par un massage et une gymnastique physiologiques appropriés, guérir des affections nerveuses diverses, et la chorée particulièrement, maladie à laquelle, en raison de sa nature, nous avons donné le nom beaucoup trop long, quoique parfaitement exact, d'hypermyodynamie hypomyotrophique.

Les redoublements du soir et de la nuit tiennent à ce que, pendant le jour, le malade a repris des forces, dont il se sert le soir et pendant la nuit, pour combattre ses ennemis; c'est le moment où la vie de relation fait le moins de dépense des forces du malade, forces dont celui-ci dispose alors pour réagir contre son mal, par le travail fébrile de la réaction vitale.

On comprend que la marche du typhus soit plus rapide que celle de la fièvre typhoïde; dans le typhus, on absorbe un miasme arrivé à son summum d'activité. Si, dans ce cas, la nature est assez forte, elle se débarrasse de son ennemi, et la guérison a lieu du quatorzième au quinzième jour.

Dans la fièvre typhoïde, au contraire, la matière morbide se produit progressivement, dans le foie et dans l'intestin; c'est petit à petit que cette matière gagne en septicité et détermine, par son absorption, l'altération de la lymphe, du chyle et des tissus organiques. Ici, la marche du poison est forcément plus lente que celle du poison typhique; il faut plus de temps pour se rétablir de la fièvre typhoïde que du typhus, parce que les altérations des organes exigent au moins vingt jours pour leur guérison. Il n'est donc pas étonnant, d'après notre nosogénie, que la mort survienne rarement, dans la fièvre typhoïde, avant le cinquième jour, et que le contraire ait lieu dans le typhus; ce dernier ne peut se déclarer que lorsque le miasme septique rencontre une économie renfermant des matières capables de le fixer pour entrer en altération putride et spontanée comme dans le choléra.

L'affection typhoïde, au contraire, se manifeste graduellement en proportion de la quantité des liquides altérés primitivement, de la putréfaction de ces liquides, et de leur action sur l'ensemble de l'économie.

On comprend que, chez les jeunes sujets qui ont une réaction plus énergique, la mortalité soit beaucoup moins grande qu'à toute autre période de la vie.

Dans le typhus, le pronostic sera d'autant plus grave que le miasme agira sur une économie débilitée et remplie d'humeurs susceptibles d'entrer en putréfaction.

Nous avons dit qu'on n'observe pas de perforations intestinales dans le typhus, mais bien l'encéphalite, l'apoplexie, l'hydrophobie, la catalepsie; cela tient à ce que l'infection est due à l'introduction d'un miasme exogène qui exerce son action directe sur les parties susdiaphragmatiques; ce n'est pas ici, par le tube digestif, que commence la maladie, tandis que, dans la fièvre typhoïde, l'infection commence par une fermentation stomacale déterminée par l'ingestion d'aliments malsains, porteurs de germes morbigènes, infectieux, amenant, dans une économie prédisposée, la putréfaction des liquides intestinaux, leur état corrosif, cause des ulcérations, des perforations consécutives, ainsi que des accidents ci-dessus mentionnés à propos du typhus.

La surdité, la perte de la mémoire, l'affaiblissement des sens, sont les suites ordinaires du typhus et de la fièvre typhoïde, parce que les humeurs septiques, n'ayant pas été évacuées à propos, elles ont laissé, dans les centres perceptifs, des éléments de mauvais aloi qui en troublent les fonctions.

On peut voir que, sous ce rapport, nous sommes tout à fait d'accord avec Hildenbrand qui regarde comme favorables une diaphorèse générale, une diarrhée copieuse, des urines sédimenteuses, de même que l'épistaxis et l'humidité du nez, qui sont, pour cet auteur comme pour nous, des crises salutaires.

M. Double, lui aussi, regarde comme une crise favorable l'excrétion, par les narines, de mucosités chaudes et épaisses, dans la fièvre typhoïde.

Nous avons fait voir que, dans l'affection typhoïde, les lésions du tube digestif sont loin d'être constantes, malgré l'insuffisance des méthodes officielles pour en empêcher la production, résultat heureux que notre méthode atteint toujours et d'une façon rapide, lorsqu'on nous appelle au début de la maladie, ce qui prouve, sans réplique, que cette méthode est la seule vraie, la seule conforme au vœu de la nature.

On ne trouvera pas étonnant que l'estomac ne présente aucune altération uniforme et caractéristique de l'affection typhoïde, puisque cet organe n'est pas le centre de production septique, mais qu'il est simplement l'introducteur des germes morbigènes qui engendrent tous les désordres primitifs, secondaires et tertiaires de l'affection typhoïde; l'estomac ne peut donc éprouver lui-même que des contre-coups et des corrélations de voisinage.

Nous devons dire pourquoi les altérations de l'encéphale sont plus constantes et plus graves dans le typhus que dans l'affection typhoïde : cela tient, selon nous, d'abord à ce que le poison agit directement sur le sang, par l'intermédiaire du poumon qui en est la porte d'entrée, ensuite à ce que le miasme inspiré s'empare de l'oxygène du sang en mettant en liberté les hydrocarbures de ce liquide, ce qui le rend visqueux, noir et putréfiable.

La masse cérébrale étant, par ses éléments constituants, fortement prédisposée à la putréfaction et ne recevant plus, par un sang normal, les éléments nécessaires à l'entretien de sa virtualité, cet organe s'engorge de plus en plus et se trouve envahi par un travail de putréfaction qui amène les troubles fonctionnels et les altérations de l'encéphale.

Je ne sais comment on a pu dire que le cœur et les muscles conservent leur état normal. Le muscle n'est-il pas une sorte d'éponge contenant des nerfs, des vaisseaux sanguins et lymphatiques? Or, comment veut-on qu'avec des modifications morbides aussi graves de leurs éléments constituants, les muscles et le cœur puissent conserver un état sain?

L'engorgement des ganglions mésentériques doit être moins constant dans le typhus que dans l'affection typhoïde, parce que la circulation lymphatique et sanguine y est moins entravée. Quant au volume du foie et de la rate, on comprendra facilement qu'il soit plus ou moins augmenté, ces organes étant gorgés de sang noir et ramollis par suite du ralentissement de la circulation dû à l'épaississement du sang.

Les altérations de la peau tiennent à ce que les excrétions cutanées n'étant pas suffisamment secondées, copieuses et énergiques, les substances corrosives contenues dans cette matière excrémentitielle altèrent, de diverses façons, les éléments constitutifs du derme.

L'éruption paraît du quatrième au septième jour, dans le typhus, parce que le sang est vicié primitivement.

L'éruption se manifeste seulement du huitième au douzième jour, dans la fièvre typhoïde, parce qu'ici le sang n'est vicié que consécutivement.

C'est pour les mêmes raisons que l'éruption cutanée est constante dans le typhus, plus générale et plus nombreuse, tandis qu'elle manque souvent dans la fièvre typhoïde.

Dans le typhus, l'éruption est morbilleuse, sans élevures, parce que le sang, seul, les constitue, sans l'appoint d'autres humeurs; tandis que, dans la fièvre typhoïde, l'éruption est constituée par le sang et par les matières excrémentitielles qui forment les élevures de la peau. Dans le typhus, l'éruption siège au visage et sur les membres, tandis que, dans la fièvre typhoïde, l'éruption a principalement pour siège le ventre et la poitrine. Cette différence tient à ce que, dans le typhus, la putréfaction sanguine a lieu dans les régions céphalique et thoracique, tandis que, dans l'affection typhoïde, la putréfaction a pour siège les viscères abdominaux.

Pourquoi ceux qui ont constaté et signalé les altérations de la bile ne tirent-ils aucune conclusion de ces altérations pour expliquer la nature de la maladie, au lieu d'en être étonnés.

On avoue que la bile est corrosive et putride sans trouver, dans ce fait, aucune signification nosogénétique!... D'où viendrait cependant cette grande abondance de fèces fétides, si ce n'est du foie, qui, dans ce cas, fournit une bile putrescible qui se mêle au mucus corrompu de l'intestin et aux fèces de la rate pour former ce mélange infecte qui empoisonne toute l'économie et produit tous ces désordres si graves et si variés dont on paraît toujours ignorer la véritable source?

Toutes les dissertations sur les analogies et les différences relatives à la nature du typhus et de la fièvre typhoïde n'ont fait, jusqu'ici, qu'embrouiller les choses, en éloignant les esprits de la compréhension et de la solution du problème.

On a voulu faire autant d'individualités, d'entités morbides qu'on a rencontré de phénomènes consécutifs, d'accidents secondaires et tertiaires, et cependant ces variétés pathologiques diverses ne sont que les effets plus ou moins directs d'une même cause : le miasme ou le ferment putride et virulent.

Je crois que les trois séries de phénomènes considérés par M. Andral comme caractéristiques du typhus peuvent être remplacées par les suivantes :

1° La période d'intoxication pulmonaire avec ou sans troubles nerveux;

2° La période d'altération des humeurs suivie, trop souvent, de l'altération des tissus, surtout lorsque la réaction et l'efficacité du traitement ne sont pas suffisantes.

3° La période de réaction autonome et de combustion qui détermine les phénomènes d'élimination par les muqueuses, par les reins et par la peau.

Notons que, dans cette troisième période, l'élimination par la peau étant de nature gazeuse et infectieuse, elle exige la plus grande attention, au point de vue de la transmission des miasmes; c'est le moment d'isoler le malade, de chauffer fortement les salles, d'élever les miasmes et de les entraîner au dehors, soit par des ventouses situées le plus haut possible, soit par des cheminées de tirage dont la prise d'air serait au niveau du plafond.

Des ventouses, en nombre suffisant et au ras du sol, renouvelleraient constamment l'air de la pièce, en même temps que de la térébenthine de Venise, lentement évaporée dans la salle, viendrait seconder l'aération hygiénique que nous venons d'indiquer.

Il est facile de voir combien notre nouvelle classification des phénomènes morbides est en rapport avec la nature que nous reconnaissons au typhus, aux affections typhoïdes ainsi qu'au choléra.

Si l'on avait prêté plus d'attention aux considérations de M. Littré, au sujet de la dothiénentérie, on y aurait trouvé, en germe, tout ce qui est nécessaire pour édifier le jugement sur la question des fièvres putrides.

Pour cet illustre savant, il y a une sorte d'échange entre les conditions de ces diverses espèces de fièvres : C'est ainsi, dit-il, que les fièvres éruptives ont leurs ramifications vers les muqueuses, que la dothiénentérie a ses papules rosées, le typhus son éruption à la peau, la peste ses pétéchies. »

Voilà, certes, des idées auxquelles il reste bien peu de critique philosophique à faire, pour asseoir définitivement la nosogénie unitaire, humoro-septique de toutes les fièvres graves ou continues, nosogénie unigénérique qui explique la raison pour laquelle on a rapporté la cause première du typhus et de la fièvre typhoïde à l'altération putride et virulente du sang et des autres humeurs, à la débilité musculaire et constitutionnelle de la vie animale à la diminution des forces vitales, à l'inflammation du cerveau, à des conditions septiques et au caractère exanthématique de toutes ces affections.

Il ne restait plus qu'à bien déterminer la série initiale et évolutive des phénomènes.

On voit que notre travail conduit à ce résultat.

On pourra facilement comprendre, à l'aide de notre pathogénie, pourquoi Hildenbrand admet, que toute fièvre intermittente ou continue, gastrique, inflammatoire, exanthématique, nerveuse ou putride, peut passer à l'état de typhus, c'est-à-dire à une infection putride générale telle, qu'on y rencontre tous les accidents consécutifs observés dans le typhus; seulement cet auteur ne nous a pas montré les analogies et les différences qui existent entre le typhus et la fièvre typhoïde.

Lorsque M. Rochoux admet, entre le typhus et la fièvre typhoïde, la même différence, sous le rapport anatomo-pathologique, qu'entre l'érysipèle et le furoncle, bien qu'il admette que l'exanthème intestinal peut compliquer le typhus, cela nous prouve que les lésions typhiques et typhoïdes tiennent, primitivement, à l'altération des liquides, altération qui peut causer ensuite celle des solides;

La différence consiste donc en ce que, dans le typhus, l'infection de la liquidité est primitive et directe, tandis que, dans la fièvre typhoïde, répétons-le, l'infection de la liquidité n'est que secondaire.

Le poison typhique est aussi plus subtil et plus virulent, parce qu'il est aérien, tandis que celui de la fièvre typhoïde, plus matériel, introduit par l'aliment, a des propriétés beaucoup plus corrosives. Cette opinion nous met d'accord avec M. le professeur Bouillaud qui prétend que l'identité fait défaut à une certaine période de ces maladies, puisque le typhus est manifestement plus grave que la fièvre adynamique dans laquelle les altérations intestinales sont cependant plus considérables.

Quant à M. Bretonneau, qui n'avait pas d'opinion bien arrêtée sur les analogies et les différences qui existent entre le typhus et les fièvres typhoïdes, sa philosophie thérapeutique devait nécessairement se mettre, en fait d'incertitude, au diapason de son manque de convictions nosogénétiques.

Pour ceux qui rapportent les fièvres typhoïdes à l'inflammation des organes, je pense que leur manière de voir perdra bientôt le peu de crédit qui lui reste, en face du bon sens public éclairé, par notre travail, sur la véritable cause de ces terribles affections.

Que l'apparence inflammatoire de l'intestin se rencontre sur les cadavres des individus morts du typhus, cela se comprend, la mauvaise circulation devant amener une stase veineuse dans les capillaires abdominaux. En tous cas l'altération des follicules, des plaques de Peyer présente un caractère bien différent que nous avons expliqué et que M. Rochoux reconnaît aussi, du reste, lorsqu'il compare ces états à l'érysipèle et au furoncle, dans l'un et l'autre cas.

Le gros intestin doit être plus altéré dans la fièvre typhoïde que dans le typhus, surtout si la constipation prolonge le séjour des matières putrides et corrosives dans les côlons.

Nous ne croyons pas que la valeur des altérations du harynx, de l'œsophage, de l'estomac, du duodénum, soit la même dans les affections typhique et typhoïde. Nous avons dit que le pharynx doit se prendre plutôt, dans le typhus, parce qu'il est à l'extrémité supérieure des voies de l'air par où le miasme fait son entrée dans l'économie.

Les altérations des organes de la respiration sont primitives dans le typhus et secondaires dans l'affection typhoïde.

On comprend très bien la grande analogie qui existe entre le typhus et la fièvre typhoïde sous le rapport de la valeur des altérations du sang : ces altérations, pour nous, comme pour Praxagore, sont consécutives à l'empoisonnement septique des humeurs.

Pringle ne dit-il pas que « quelle que soit la cause qui produit une fièvre, si cette fièvre dure longtemps elle corrompt les humeurs? »

Nous admettons la corrélation entre la durée de la fièvre et la corruption des humeurs, mais nous disons, à l'encontre de l'assertion de Pringle, la fièvre se déclarera d'autant plus énergique, que le malade aura plus de force pour réagir, et qu'il y aura une quantité plus grande d'humeurs malsaines à éliminer.

De même que vous constaterez des troubles nerveux de divers ordres et de plus en plus accentués, si les altérations des humeurs sont de nature à produire des effets plus généraux et plus profonds, par suite de l'action d'un poison plus subtil.

C'est donc avec raison qu'on a donné à la fièvre typhoïde le nom de typhus abdominal, le typhus étant, par opposition, une fièvre septique sporadique de cause exogène.

On a vu, par les expériences de Fourcroy, que la mort était subite, chez les animaux, lorsqu'il mêlait directement des matières putrides avec le sang, tandis que la mort ne survenait que très lentement lorsqu'il faisait l'injection dans le tissu cellulaire.

Ces expériences ne confirment-elles pas, de la façon la plus évidente, notre philosophie nosogénétique des fièvres graves et particulièrement du typhus, de la fièvre typhoïde et du choléra.

On a dit que, dans la fièvre typhoïde, les phénomènes de putridité sont consécutifs à une phlegmasie ! Mais de quelle phlegmasie veut-on parler ?

On a dit encore que la cause de la putridité du sang, dans la fièvre typhoïde, était localisée dans l'économie, sans dire le lieu et la nature de cette cause, tandis que, dans le typhus, l'altération du sang proviendrait d'une cause générale, existant en dehors de l'individu. On voit ici combien cette dernière assertion est conforme à notre doctrine et se rapproche de la vérité.

En admettant l'état critique des urines, des sueurs, des selles, etc., on est forcé de rechercher les rapports qui existent entre ces excrétions et les liquides contenus dans les vaisseaux, à l'état normal ainsi qu'à l'état pathologique, tant au point de vue physique qu'au point de vue chimique : cet examen attentif jette une vive lumière sur l'étude de ces affections.

Nous croyons inutile d'insister davantage sur l'étude des troubles et des altérations organiques et fonctionnelles du typhus, des affections typhoïdes et du choléra ; nous allons exposer, dans la deuxième partie de ce volume, les bases d'une thérapeutique rationnelle, intégrale et curative.

Les moyens de traitement, si variés, si opposés dans leur mode d'action, employés par la médecine officielle, ne prouvent que trop l'incertitude que l'on est obligé d'avouer sur la nature et les causes des affections que l'on est appelé à combattre.

Notre méthode est positive et conséquente, aussi bien au point de vue pratique qu'au point de vue philosophique; ses résultats, constamment heureux, démontrent son efficacité et sanctionnent la valeur curative de nos moyens d'action.

Nous avons toujours recours aux évacuants dans le typhus, comme dans l'affection typhoïde et dans les autres fièvres exanthématiques, mais à la condition d'une application complète et sous notre contrôle direct.

Nous croyons que l'opportunité des vomitifs est plus évidente dans les fièvres typhoïdes que dans le typhus, surtout quand il y a des symptômes bien accentués d'embarras gastro-spléno-hépatiques et des troubles marqués dans les fonctions du système lymphatique.

Dans tous les cas, nous conseillons de se hâter le plus possible, d'employer tous les moyens capables de ramener au plus tôt l'appétit, car il faut donner à l'économie de la force pour la lutte, et l'on en prend beaucoup moins par une diète sévère et obligatoire que par une alimentation en rapport avec la puissance digestive et assimilatrice du malade.

Lorsque la réaction organo-fonctionnelle est respectée, comprise et bien secondée, les prétendues inflammations locales disparaissent, en général, très rapidement, et quelquefois même instantanément, pour ne plus se manifester; ces prétendues inflammations ne sont donc, pour nous, répétons-le pour la dernière fois, que des névropathies dues à une congestion hémo-nerveuse plus ou moins prolongée et souvent nécessaire à la lutte des organes contre les matières septiques et encombrantes.

Il va sans dire que le régime se rapprochera d'autant plus de celui de la vie courante, qu'on avancera davantage vers la convalescence et la guérison.

DEUXIÈME PARTIE

CHAPITRE PREMIER

ALTÉRATIONS ET FALSIFICATIONS DES SUBSTANCES ALIMENTAIRES ENVISAGÉES COMME CAUSES DÉTERMINANTES DES AFFECTIONS TYPHOÏDES

En dehors de ce que nous venons de dire, dans notre première partie, toute de théorie et consacrée à l'historique de ce que les principaux auteurs, anciens et modernes, ont pensé, dit et écrit, au sujet de la nature et du traitement des affections qui nous occupent, nous allons, dans cette seconde partie de notre travail, passer en revue et mettre sous les yeux du public, la cause génératrice et les causes déterminantes de ces divers états morbides. Nous les envisagerons, tant au point de vue de l'hygiène, de l'alimentation, des causes morales, des méthodes plus ou moins rationnelles de traitement, qu'au point de vue des devoirs préventifs qui incombent à ceux qui ont pris charge de nous gouverner sous tous les rapports.

Nous pensons faire acte d'humanité et répondre à un pressant besoin de notre époque, en publiant le résultat de nos recherches et de notre expérience sur des maladies qui déciment les populations, sans qu'on ait l'air de pouvoir y apporter aucun remède.

Dans la première partie de cet ouvrage, nous n'avons fait qu'indiquer la similitude qui existe entre les affections typhoïdes et le choléra. Nous voulions faire voir d'abord et prouver au public, que les causes du choléra ont le même point de départ que celles du typhus, de la fièvre typhoïde, des fièvres éruptives et de toutes les fièvres graves, le choléra n'étant, pour nous, qu'une fièvre typhoïde galopante, opinion dont nous démontrerons l'exactitude dans le cours de cette deuxième partie.

Le lecteur a vu, dès le commencement de la première partie, que nous reconnaissons, chez l'enfant, une forme d'infection latente due à l'agglomération dans les écoles, à la mauvaise nourriture, à une mauvaise hygiène matérielle et morale fournie par le milieu dans lequel il vit.

Mais nous reconnaissons encore comme génératrices de cet état fébrile latent d'autres causes beaucoup plus graves et dont quelques-unes pourraient éveiller un soupçon de criminalité inconsciente, sinon volontaire. Voici ce dont il s'agit :

Prenons d'abord les substances alimentaires connues sous le nom de conserves. On sait que, pour leur fabrication, on emploie des matières colorantes plus ou moins délétères, dans le but de conserver à ces aliments un aspect agréable à l'œil et d'en empêcher la fermentation ainsi que la putréfaction.

Les industriels qui se livrent à cette spécialité atteignent assez bien leur but, en ce sens que les produits tenus au frais ne fermentent pas, qu'il ne se fait aucun dégagement de gaz, et que tout a l'air bien tranquille dans les boîtes de conserves.

Cependant on a pu remarquer qu'à l'ouverture de ces boîtes, la substance, mise au jour, se désagrège très facilement, ce qui veut dire déjà que là s'est produit tacitement un travail de *putréfaction spéciale*, ramenant la conserve à un état *terreux* qui a la propriété d'absorber ses propres gaz, de les emmagasiner, de les condenser, jusqu'au moment où l'aliment ingéré, passant dans un milieu chaud et humide, l'estomac, il se produit un dégagement des gaz condensés dans la conserve, gaz qui donnent la sensation d'un poids sur l'estomac, avec oppression, ballonnement plus ou moins prononcés, pouvant aller jusqu'à l'indigestion.

Voilà pour les matières alimentaires fraîchement conservées; voyons ce qui arrive quand on mange des conserves ayant plusieurs années d'existence, conserves que certains épiciers ou marchands, par négligence ou par cupidité, vendent à prix réduit, le jour où ils s'aperçoivent que leur marchandise est altérée... Ici, l'atteinte à la santé publique prend des proportions formidables, l'infection de l'économie est d'une gravité extrême, attendu que la liquidité des produits conservés est altérée et devient le réceptacle de tous les gaz emmagasinés et condensés dans les substances alimentaires, gaz qui sont des acides carboniques, de nature lourde, très solubles dans les liquides employés pour la fabrication des conserves et chargés de principes délétères, de germes et d'animalcules prêts à entrer en évolution.

Ici, l'empoisonnement, au lieu de se maintenir, de se centraliser, pour produire des phénomènes gastriques, comme dans l'empoisonnement carbonique, se généralise et amène l'intoxication de toute l'économie, intoxication qui, par l'infection qu'elle va produire, déterminera, soit la fièvre typhoïde, soit une maladie de la peau, soit une affection vermineuse des intestins ou d'autres organes, soit un état goutteux, rhumatismal, etc., tous états qui sont des prédispositions à l'invasion épidémique de toute une contrée, par la respiration des germes aériens, qui sont, pour nous, des germes mâles, n'attendant que le moment favorable pour féconder les germes en latence contenus dans l'individu et que nous considérons comme des germes femelles. Car, selon nous, tout germe latent ou passif, doit être considéré comme femelle, tout germe actif doit être considéré comme mâle; tout ce qui est latent, ou femelle, est génétique, tout ce qui est actif, ou mâle, est fécondatif: de l'union des deux naît, soit une génération spontanée, soit une génération à évolutions successives.

Nous ne dirons rien, pour le moment, d'un autre ordre de germes qui sont hermaphrodites, c'est-à-dire mâle et femelle et, comme tels, capables de se multiplier par eux-mêmes. Ces germes sont doués du pouvoir de la spontanéité, ils sont autonomes, n'obéissent qu'à eux-mêmes et portent, en soi, le principe nécessaire pour se féconder, sans avoir besoin de le trouver au dehors. Ces derniers germes sont doués d'une virulence bien plus grande encore que ceux dont nous avons parlé plus haut.

Mais poursuivons notre inspection d'enquête sur les matières alimentaires.

Il y a, dans toutes les grandes villes, une grande lacune : c'est le manque d'organisation du lieu où l'on abat les animaux destinés à l'alimentation.

Dans des abattoirs, beaucoup trop étroits, on entasse, avec indifférence et sans pitié, des pauvres bêtes qui, venant de subir un long voyage, fatiguées, échauffées, malades, ont le plus grand besoin de repos ; et l'on s'imagine que pour les remettre en bon état, il suffit de les entasser ainsi, jusqu'au moment de les abattre.

Il y a là confusion, promiscuité des atmosphères de ces animaux, tous plus ou moins souffrants, atmosphères qu'ils respirent, réciproquement, avec les germes morbides qui y sont contenus. En voilà bien assez, pensons-nous, pour altérer la constitution du bétail et rendre malsaine la chair qui va servir à notre alimentation.

Telles sont les conditions dans lesquelles l'animal est tué et sa viande distribuée dans les boucheries, où, plus plus ou moins soignée, elle subit un commencement de fermentation.

Voilà un premier fait d'empoisonnement ; un deuxième fait se trouve dans l'achat de mauvais produits, par la classe pauvre, à laquelle on vend les morceaux les plus altérés, ceux qui ont traîné à l'étalage, qui ont déjà subi une certaine putréfaction, et qui, bien que parés, habillés avec plus ou moins d'habileté par le boucher, n'ont pas, pour cela, perdu leurs propriétés malfaisantes.

Si, dans les boucheries, il reste des morceaux qu'on n'a pu vendre, grâce à leur altération par trop avancée, ces morceaux trouvent un brave restaurateur qui sait les accommoder avec des sauces plus ou moins attrayantes et capables de déguiser ce que la marchandise peut avoir de trop repoussant. C'est là un troisième et très sérieux mode d'empoisonnement de la classe ouvrière, qui va chercher dans les restaurants à bon marché une nourriture économique. Il y a même certains établissements qui font étalage de viandes en excellent état, dans l'espoir d'attirer des consommateurs pour l'écoulement des produits putréfiés qui les attendent, sous des déguisements aussi habiles que variés.

Quant aux matières culinaires restantes, qui ne pourraient être représentées, le lendemain, sous une forme quelconque, à cause de leur altération par trop appréciable, elles trouvent encore un restaurateur plus habile, qui, pour un prix infiniment exigu, se charge de recruter des consommateurs dans une classe de gens plus précaire.

Voilà déjà, sans parler d'autres plus infectieuses encore, un nombre bien suffisant de transformations de l'aliment animal, pour amener les prédispositions aux affections épidémiques et contagieuses les plus meurtrières.

Comment veut-on que notre génération soit dans un état de santé satisfaisant, qu'elle ait une constitution robuste, lorsque nous sommes empoisonnés, successivement, par un certain nombre de personnes qui, désireuses de faire rapidement fortune, ne reculent pas devant des procédés qu'on peut considérer comme homicides, avec préméditation inconsciente, en premier lieu, et, en second lieu, comme homicide avec préméditation consciente?

En premier lieu, l'envie de faire fortune peut se concevoir, mais, en second lieu, ce qui ne se comprend plus, c'est la manière dont on empoisonne son semblable; car, remarquons-le bien, un certain nombre d'empoisonneurs alimentaires *se gardent bien de se nourrir* avec leurs produits conservés et frelatés !

Cependant, avant de juger les coupables avec la sévérité qu'ils méritent, recherchons les causes qui amènent et autorisent leur préméditation.

Je trouve une première cause d'encouragement à la fraude dans une certaine indifférence, au point de vue de l'économie politique.

Bien que nous ne soyons pas ennemi du libre-échange, nous voudrions qu'il se fît dans d'autres conditions, pour ce qui est de l'alimentation.

Tous les produits qui naissent en France sont exportés au dehors; l'étranger qui les reçoit, nous donne, en échange, du fer et du charbon qui ont, assurément, leur utilité au point de vue de la mécanique, de la construction, etc. Mais nous trouverions préférable que les échanges de ces matières minérales se fissent avec les produits de nos industries et non avec les matières utiles à notre alimentation.

Voilà déjà une première cause d'encouragement à la fraude en matière alimentaire dont il est facile de saisir la portée.

Une deuxième cause d'encouragement à la fraude se trouve dans le droit d'entrée que l'on prélève sur les denrées alimentaires, droit qui force les industriels à falsifier ces matières, pour en obtenir d'abord la conservation et ensuite pour les vendre le meilleur marché possible.

Malheureusement, ces industriels font la multiplication de leurs produits en y ajoutant des substances capables d'en augmenter la quantité, le poids et d'en altérer la constitution.

Que résulte-t-il de ces deux questions?

1° L'exportation de nos matières alimentaires fraîches nous force à nous pourvoir à l'étranger d'autres substances alimentaires qui ne peuvent nous arriver que sous forme de conserves.

2° Le peu de denrées fraîches qui nous restent, en France, est le rebut que n'accepterait pas l'étranger, en échange de son argent, rebut que nous avons l'avantage de payer excessivement cher : voilà le triste résultat de l'exportation de nos matières alimentaires.

Parlons maintenant d'une troisième cause d'empoisonnement.

Il se trouve, en France, des accapareurs de grains qui, ainsi que nous l'avons vu dans les ouvrages de M. Plasse, par leur incurie, leur avarice et leurs spéculations financières, laissent pourrir les denrées dans leurs greniers, si bien que, quand on fait l'écoulement de ces grains, aux trois quarts fermentés, on n'obtient, grâce aux progrès de la mécanique, qu'une farine avariée et brûlée par des moulins à grande vitesse qui font exhaler au dehors le peu de principes nutritifs qu'elle contient, ne nous laissant plus qu'une farine chargée de terre et d'amidon qui est souvent ajouté pour augmenter la blancheur de la farine et lui donner des airs de qualité qu'elle n'a pas. Aussi, voyons-nous que ces farines ne peuvent être emmagasinées par le petit nombre de boulangers honnêtes qui craignent, à juste titre, de les voir se corrompre rapidement, de ne plus pouvoir s'en servir et de courir ainsi vers une ruine certaine.

Il est vrai qu'à côté de ces boulangers consciencieux, il s'en trouve un assez grand nombre qui, pour notre malheur, ne craignent pas de faire une provision de ces farines, achetées au-dessous du prix du cours, et qui ne se gênent pas pour en fabriquer du pain, après y avoir ajouté des sulfates de cuivre et de chaux, de l'amidon, etc., pour donner un certain relief à leur marchandise ainsi qu'à notre pain quotidien.

Nous arrivons à un quatrième mode d'empoisonnement par les matières alimentaires. Celui-ci est encore plus grave que les autres, parce qu'il est la cause de la détérioration des céréales et de la falsification que le marchand est obligé de faire pour pouvoir écouler ses produits.

On sait que, de nos jours et depuis longtemps déjà, l'agriculture est excessivement défectueuse ; la terre ne donne plus les mêmes résultats, ne produit plus les fruits désirés, ce qui fait que les bras manquent pour la culture du sol, l'agriculteur étant forcé de s'expatrier.

A qui la faute, dira-t-on ? La faute incombe à nos chimistes. Ignorant ce qu'est la végétation, comment elle naît, comment on peut la produire, ils se livrent à des expérimentations de toutes sortes, en inventant des engrais qui, selon eux, doivent donner d'excellents résultats.

Effectivement, la première année, les résultats sont satisfaisants, pour la quantité ; la deuxième année, avec le même engrais, il y a dégénérescence du produit ; la troisième année, les végétaux ne poussent qu'à grand'peine :

quand ils se sont élevés de 50 centimètres au-dessus du sol, la feuille se grille, tombe noire, presque en cendres; la floraison, n'étant plus garantie par un feuillage frais et sain, les fleurs et les fruits, altérés par la lumière et par l'air qui circulent avec trop de rapidité, se dessèchent et tombent avant la maturité. Si, la quatrième année, le paysan regarde sa terre, il s'aperçoit qu'elle blanchit et prend un aspect blafard de terre malade : cette année-là, plus rien ne pousse, tout est brûlé, le champ ressemble à un véritable désert sur lequel une malédiction aurait passé !.....

On s'en prend alors à la température, à un état climatologique, à ceci, à cela... Le paysan, voyant que sa terre ne rend plus rien, qu'il ne peut plus vivre de ses produits, vient dans les villes, avec l'espoir d'y trouver une occupation; mais il est loin de voir les choses répondre à ses désirs, et tout déceptionné, il va dans une autre patrie, chercher, non le bonheur, mais le moyen de subvenir, par son travail, à ses besoins et à ceux de sa famille.

Il faut parler, à cette heure, d'autres engrais beaucoup plus délétères encore : ceux-ci sont faits de putridités, de matières fécales amenées à un certain état de putréfaction, parce qu'on n'a pas donné à la matière le temps de se pourrir suffisamment, pour devenir un engrais véritable et de bon aloi. On jette, sur le sol, des engrais qui sont encore en fermentation putride; alors, comme ces engrais se trouvent divisés sur de grandes surfaces, le contact de l'air détermine la naissance d'animalcules de toute espèce, qui attendent la germination d'une plante pour se jeter sur elle avec voracité et la dévorer, dans son âge le plus tendre, ce qui fait que la plante se dessèche, meurt et tombe, parce que la vie lui a été ravie par ses minuscules ennemis. De là sort une procréation et une succession périodiques d'insectes, à formes diverses, d'un développement constitutionnel et organique complet.

Chez les uns, il se développe des ailes; d'autres stationnent et, suivant leur facilité de locomotion plus ou moins grande, vont porter leurs ravages dans des lieux plus ou moins éloignés de celui où ils ont pris naissance. Voilà l'origine des phylloxeras, des suceurs, des rongeurs de toutes sortes qui font la désolation de nos cultivateurs et de nos vignerons. Voici donc une occasion nouvelle qui invite les industriels à la falsification des vins et des diverses denrées, par manque de récoltes suffisantes.

Mais il y a plus encore : avec ces mêmes engrais, les maraîchers savent nous faire venir des salades, des légumes et des fruits qui naissent dans la pourriture et qui en vivent. Les légumes qui poussent dans ces conditions se chargent de tous les principes contenus dans ces engrais, ce qui les rend fades, désagréables au goût et si peu chargés de principes nutritifs, que les animaux, grâce à leur discernement instinctif, se refusent à s'en nourrir et ne se décident à en manger que forcés par la nécessité, et seulement alors qu'ils n'ont absolument rien autre à se mettre sous la dent.

Et l'on trouve bon, cependant, que des denrées semblables s'écoulent sur les marchés, pour nourrir les populations, denrées qu'on ne craint pas de livrer à un prix très élevé, malgré leurs qualités infiniment peu nutritives et si nuisibles à la santé !...

Il est facile de comprendre que ces comestibles amènent des cholérines et des dyspepsies dont la fréquence tient au besoin que les organes digestifs éprouvent de se débarrasser, le plus vite possible et sous toutes les formes, de produits de nature putride et malfaisante dont on les a nourris, en altérant les fluides et les liquides de l'économie.

On vient de voir à combien d'empoisonnements divers nous sommes exposés par l'alimentation végétale; il est vrai que, dans ce cas, l'action du poison est lente, mais il n'en cause pas moins des prédispositions morbides qui permettent aux germes venant du dehors de féconder ceux qui sont dans l'économie, pour déterminer des épidémies de choléra, de fièvres typhoïdes et de fièvres éruptives, sans compter un grand nombre de maladies de la peau, également de nature miasmatique, qui se génèrent sur le derme, au contact des germes aériens, vivent des exhalaisons putrides de l'individu, amènent des altérations de tissus ainsi que le grand nombre d'états prétendus rhumatismaux qui se déclarent et se multiplient sans que, comme on le dit, on en sache ni le pourquoi ni le comment. Le pourquoi, c'est l'altération des liquides; le comment, c'est l'ingestion de matières falsifiées et morbigènes.

Signalons encore un autre mode d'empoisonnement, régulier, systématique et routinier : nous voulons parler de l'agglomération des soldats dans les casernes.

On sait que les chambrées contiennent soixante, soixante-dix, quatre-vingts individus, tenus plus ou moins proprement, ayant une nourriture peu substantielle qui porte beaucoup à la sueur.

Ici, la défectuosité alimentaire tient, trop souvent, à l'insuffisance des inspections qui se font à des jours et à des heures connus d'avance par les fournisseurs, ce qui permet la possibilité d'introduire dans l'alimentation du soldat des produits, des denrées de mauvais aloi, tels que viandes et légumes altérés, biscuits de mer sur lesquels les vers ont exercé leur appétit, etc.

Prédisposé à la sueur, ainsi que nous venons de le dire, par une semblable nourriture, le soldat revient à la chambrée, se déshabille de la tête aux pieds et vicie l'air de la pièce où il passera la nuit enfermé dans une atmosphère saturée d'éléments miasmatiques aussi variés que malfaisants.

Le lendemain, la même vie recommence et, dure ainsi tout le temps que le soldat reste au service.

Voilà, certes, une armée dans d'excellentes conditions pour affronter la dure vie des camps et les fatigues de la guerre, lorsque les privations sont à l'ordre du jour! Aussi, tous ces hommes sont-ils prédisposés à subir les effets désastreux des épidémies de toutes sortes qui naissent en ces circonstances, telles que typhus, fièvres typhoïdes, fièvres éruptives, dysenterie, choléra, etc.

Le soldat doit donc d'autant plus redouter l'action de tous ces fléaux qu'il y est largement prédisposé par la mauvaise hygiène des casernes, par une nourriture peu substantielle, peu salubre et trop souvent avariée.

On peut donc affirmer que, pendant les guerres, les épidémies sont plus meurtrières que les balles de l'ennemi.

Maintenant que nous avons énuméré les principaux genres de falsifications des matières alimentaires, voyons un peu comment on s'y prend pour encourager, pour autoriser ces divers modes d'empoisonnement.

D'où vient l'autorisation? Elle vient, d'abord, d'une prise de brevet qui, quoique non garanti par le gouvernement, ne donne pas moins à l'industriel le monopole et le privilège de la fabrication, la possibilité de poursuites envers les contrefacteurs, ainsi que la liberté d'écouler ses marchandises. D'où vient l'encouragement? Un habile industriel, inventeur d'un produit capable de lui donner de gros bénéfices, livre ce produit à la consommation et se hâte d'en porter des échantillons, revêtus de charmantes étiquettes, à toutes les expositions nationales et internationales où il excite l'admiration des puissants de toutes les nations qui s'empressent de décerner à ce singulier bienfaiteur de l'humanité, une médaille d'or, avec toutes les mentions honorables les plus louangeuses, quoique les moins méritées! Une question d'actualité nous oblige à dire un mot sur un mode d'empoisonnement qui, sans être une falsification, n'en vaut pas mieux pour cela.

On sait que d'honnêtes industriels se chargent des résidus de notre alimentation journalière, résidus qu'ils ont trouvé moyen d'emmagasiner de telle sorte, que les émanations, les essences qui s'en dégagent, par les diverses modifications qu'on leur fait subir, tombent en vapeurs lourdes dans les vallées, stationnent et empoisonnent tout ce qui se trouve soumis à leur influence.

On sait, de reste, que la ville de Paris jouit largement de ce triste privilège.

Voilà donc encore un empoisonnement de premier ordre, qui peut causer des effets terribles, amener des épidémies désastreuses, sans qu'il y ait eu la moindre falsification.

CHAPITRE II

PROPHYLAXIE OU MOYENS DE PRÉVENIR LA PRODUCTION ET LE DÉVELOPPEMENT DES FIÈVRES GRAVES ET DES AFFECTIONS TYPHOÏDES

Par quels moyens pourrait-on arriver à remédier à cette dernière cause d'empoisonnement; comment pourrait-on prévenir et empêcher toutes les falsifications dont nous avons énuméré les principales, falsifications qui affectent l'économie humaine d'une façon si grave et si directe?

Prenons d'abord l'empoisonnement par les matières fécales. Voici le moyen d'éviter, de prévenir ces émanations et de les empêcher de descendre sur les villes.

1° L'État pourrait prendre le monopole du curage des fosses d'aisances pour cause d'utilité publique.

2° A tous les industriels qui traitent ces matières, afin d'en tirer des produits chimiques destinés à divers emplois, le conseil municipal devrait assigner une zone très éloignée des villes, où les produits pourraient être travaillés sans danger pour les populations; nous serions ainsi déjà débarrassés d'une cause puissante d'empoisonnement.

3° Les industriels qui enlèvent les matières fécales seraient surveillés d'une façon très attentive et très sérieuse, pour que, soit par paresse, soit par intérêt pour la compagnie fermière ou pour l'État, ils ne puissent pas déverser dans les égouts, des matières liquides qui infectent le sol en l'imprégnant de tous ces miasmes qui, grâce à l'écoulement des eaux, portent à la Seine tous les produits, de nature putride, capables de corrompre l'eau du fleuve et d'empoisonner tous les riverains qui se servent de son liquide malfaisant.

Nous n'en dirons pas davantage, ici, sur ce sujet que le savant et honnête directeur du *Bâtiment*, M. Stanislas Ferrand, vient de traiter, dans son excellent journal, avec autant de verve que de talent.

Revenons tout de suite aux falsifications des denrées alimentaires. Malgré notre aversion pour les produits conservés, voici le moyen de les préserver de l'altération. Ce moyen, bien simple et connu du reste, n'est jamais employé par les fabricants; il consiste à introduire, dans chaque boîte, un morceau de charbon de bois, pour absorber les gaz produits par l'altération des matières. Mais il est bien entendu, qu'en dehors de ce moyen, il faut une surveillance spéciale des produits, à leur entrée dans les gares, à leur écoulement sur les marchés, à la vente par le débitant, de façon que ces produits ne puissent plus être vendus dès qu'ils présentent la moindre trace d'altération, et qu'ils soient détruits, séance tenante, au détriment de ceux qui se chargent de les débiter.

Un moyen de reconnaître l'altération des substances animales conservées, sans ouvrir la boîte, consiste à secouer celle-ci dans divers sens : si l'agitation fait entendre un bruit de liquide, on peut être certain que le produit commence à s'altérer; alors, pour mieux s'en assurer, on ouvre quelques-unes des boîtes dont le contenu offre une odeur plus ou moins accentuée de fermentation.

Un caractère de l'altération des substances animales consiste dans la formation, sous forme de plaques noires, d'un sulfure d'étain, résultant de l'altération de l'étamage par les gaz dégagés des conserves en putréfaction.

Voici encore un moyen de vérification : Comme pour les vins, il faut que des inspecteurs fassent des tournées chez les débitants, à des jours et à des heures imprévus. Ces inspecteurs feront ouvrir quelques-unes des boîtes qui sont à l'étalage et de celles qui sont en réserve, s'ils les supposent altérées; dans le cas où ces suppositions seraient justifiées, le débitant sera passible d'une amende, plus ou moins forte, selon le nombre des récidives.

Si le fabricant ou le vendeur continue son commerce frauduleux, il sera contraint à fermer son établissement.

Il est certain qu'une pareille procédure forcerait les marchands à veiller avec plus d'attention sur les produits qu'ils écoulent; ils emmagasineraient moins de marchandises et seraient ainsi moins exposés à vendre des aliments malsains. Tous les ans, les produits restés en stock chez les fabricants, seraient visités avec soin, et au moindre indice d'altération, ils seraient détruits pour éviter la vente de produits ayant plusieurs années de magasin et étant, par le fait, plus ou moins altérés.

Passons maintenant aux moyens d'empêcher la vente de produits malsains dans les boucheries. Il faut, avant tout, comme nous l'avons dit déjà, que les animaux soient tués dans de bonnes conditions.

Pour cela, il est indispensable que les abattoirs soient

situés en dehors des villes, qu'ils aient à leur disposition de grandes prairies où les animaux puissent se reposer des fatigues du voyage et recevoir une alimentation fraîche, pour que la viande reprenne sa fermeté et que ses sucs acquièrent des qualités nutritives.

On comprend que la chair des animaux abattus dans ces excellentes conditions sera bien moins sujette à s'altérer. Il y aura, de plus, pour la saison d'hiver, de vastes étables où les animaux seront à l'aise, bien nourris, bien soignés, et dont la viande sera dans les meilleures conditions d'hygiène.

Tandis que, dans l'état actuel des choses, le boucher reçoit une viande fatiguée, échauffée, qui s'altère très rapidement et pour l'écoulement de laquelle on emploie tous les moyens de séduction et de falsification possibles.

Mais, comme les conditions d'insalubrité ne feraient pas reculer certains bouchers et ne les empêcheraient pas de vendre de la viande corrompue, on établirait un système d'inspecteurs pour visiter les viandes à l'étalage, prendre note exacte de ce qui se passe, réprimer les abus et faire punir, par de fortes amendes, ceux qui persisteraient à débiter une viande de mauvaise qualité.

Dans le cas où le boucher cacherait ses mauvais morceaux pour les livrer à des restaurateurs aussi peu consciencieux que lui, les mêmes inspecteurs vérifieraient, dans les restaurants, la nature des viandes qui s'y consomment, armés des mêmes conditions disciplinaires que celles applicables au boucher.

Voyons, maintenant, les moyens de remédier aux dangers d'un pain de mauvaise qualité.

La première chose à voir, c'est la manière dont on

conserve le grain. Les détenteurs de ces marchandises les enferment en des lieux où elles sont entassées, les unes sur les autres, au point qu'à un moment donné, ces denrées s'échauffent, fermentent, s'altèrent, et donnent des farines de mauvaise qualité.

Il est donc nécessaire d'obliger les marchands à déposer leurs grains dans de vastes hangars, bien aérés, à l'abri de la pluie, de façon à les empêcher de s'échauffer, de fermenter et pour les conserver dans un état parfait.

Lorsque les grains commencent à s'altérer, on aperçoit une moisissure légère dont le germe est produit par l'altération du grain qui est, comme on le voit, préparé à donner naissance à une foule d'animaux microscopiques, de nature très virulente et pouvant causer des fièvres typhoïdes, des diarrhées, des dysenteries, etc., par l'ingestion d'un pain fabriqué avec de mauvaises farines, car, ne l'oublions pas, la virulence n'est nullement détruite par la cuisson du pain (1).

Après l'altération des grains, vient l'altération directe des farines, qui résulte de leur emmagasinement dans des lieux peu propres à leur conservation. Ces farines ont les mêmes inconvénients que les grains altérés et peuvent amener une épidémie très grave, en empoisonnant l'économie des individus déjà prédisposés à recevoir, par les voies de l'air, les influences d'un mal contagieux.

Il importe donc de faire une inspection, non seulement des farines, mais de l'état du lieu où elles sont déposées.

(1) On lira avec grand profit les travaux de M. Plasse sur les miasmes et les cryptogames envisagés comme causes des maladies infectieuses.

Il existe encore une autre altération du grain qui prédispose à l'altération des farines. On sait que la culture du blé reste bien au-dessous de son rendement d'autrefois ; nous avons dit que cela tient aux engrais de nature putride dont on nourrit les végétaux.

Le grain, ne vivant que de parasites, est mangé lui-même et détruit par ceux qui lui sont propres. Sous l'action de ces horribles engrais, le grain donne naissance à des parasites semblables à ceux dont il a été nourri, dont il conserve en lui les germes, germes qui entrent dans sa constitution.

Les conditions climatologiques aident, par les pluies, la fermentation du grain.

Aussitôt coupé, le blé est mis en bottes et passe dans des appareils qui détachent le grain, le clivent, le rangent avant qu'il soit dépourvu de son humidité. Ces grains, entassés, s'échauffent, fermentent, pour donner lieu aux accidents que nous avons cités plus haut.

Il faut, pour parer à ces inconvénients, garder les grains dans de vastes greniers où ils puissent perdre leur humidité superflue, condition indispensable pour leur conservation.

Quant à l'altération des légumes alimentaires, à l'état frais, il faut, pour l'éviter, que ces légumes soient, à leur *entrée* dans les villes et dans leur écoulement sur les marchés, surveillés de la façon la plus attentive.

Il devrait y avoir, à chaque bureau d'octroi, des inspecteurs spéciaux pour visiter ces denrées et pour que toutes celles qui seraient altérées, fermentées, fussent détruites et jetées au fumier.

Sur les marchés, la même surveillance est de rigueur,

et surtout chez les débitants qui écoulent des marchandises ayant plusieurs jours de cave.

Les légumes que l'on doit surveiller avec le plus d'attention sont les farineux : pommes de terre, haricots, lentilles, etc., qui constituent la nourriture habituelle de toute une population.

Tous les détenteurs de ces légumes devraient être astreints à laisser pénétrer librement l'inspecteur dans leurs caves, quand celui-ci le jugerait nécessaire. Les pommes de terre mal conservées et altérées seraient détruites sur-le-champ, ainsi que les autres farineux en état de fermentation.

Une mesure radicale, qui combattrait efficacement tous ces inconvénients et rendrait inutiles, dans une certaine mesure, les inspections, serait d'empêcher l'écoulement de nos matières alimentaires à l'étranger.

On sait que nos paysans prennent leurs plus beaux fruits, leurs plus beaux œufs, leur meilleur beurre, en un mot leurs meilleurs produits de toutes sortes, pour les livrer à l'étranger, à des prix très modiques, ce qui permet à ces étrangers de manger, à très bon marché, tous les meilleurs de nos produits, que, chez nous, nous avons le privilège de payer fort cher et de nous procurer très difficilement.

Le paysan, trouvant à écouler, sans beaucoup de frais, ses marchandises pour l'étranger, tandis que, chez nous, il lui faut payer des droits d'entrée très élevés, se trouve dans l'obligation de vendre très cher ses produits, pour être dédommagé de ses dépenses et de son travail : telle est la raison qui le pousse à chercher son bénéfice au dehors.

Nous avons pensé qu'un impôt sur la falsification elle-même serait un excellent moyen préventif contre cette falsification : c'est-à-dire qu'on imposerait très fortement les produits alimentaires conservés, qui sont et seront toujours falsifiés et altérés. Les produits de conserve devenant ainsi plus chers que nos denrées à l'état frais, ces dernières seraient seules employées sur une large échelle et livrées à bon marché, ce qui améliorerait tout de suite l'hygiène, la santé, le bien-être de tous. Les conserves alimentaires, de ce fait, seraient rayées de la consommation, au grand bénéfice des consommateurs.

Quant à la question d'alimentation militaire que nous avons soulevée, ses difficultés seraient vaincues tout de suite par l'emploi des moyens que nous avons cités plus haut.

Il est encore une question très grave qui touche, d'une façon indirecte, à l'alimentation et qu'il nous semble nécessaire d'envisager ici.

Je veux parler de la question des logements insalubres construits d'une façon défectueuse, sans air, sans lumière, humides, etc., logements qui n'ont même pas l'espace nécessaire pour une personne, où l'on entasse un grand nombre d'hôtes qui vivent, avec une promiscuité plus ou moins grande, de leurs émanations réciproques. Faut-il n'accuser ici que la cupidité, la rapacité du propriétaire? Sans absoudre ce dernier, nous allons chercher ses complices, disons mieux, les vrais auteurs de sa spéculation malsaine et homicide. .

Il y a d'abord une loi sur les propriétés en général qui formule un impôt très élevé sur les portes et les fenêtres, impôt calculé sur la hauteur et la largeur des ouvertures par lesquelles passent l'air et la lumière.

Cet impôt, très onéreux pour le propriétaire et pour le locataire, est d'une extrême gravité dans ses conséquences, parce qu'il les grève, tous deux, d'une façon exorbitante, en les privant de la lumière et de l'air indispensables pour une bonne nutrition : de telle sorte que, si le propriétaire ne calculait que son intérêt compromis par la loi, il nous logerait dans des édifices n'ayant ni portes ni fenêtres, mais offrant juste le trou nécessaire pour l'entrée et la sortie du locataire, trou qu'on aurait soin de réduire le plus possible dans ses dimensions.

Voilà, tout le monde en conviendra, une atteinte des plus immorales à l'hygiène et à la santé publiques, atteinte sur laquelle il faut attirer l'attention prompte et sérieuse de tous, si l'on veut prévenir les fléaux qui, de tous côtés, nous menacent de décadence physique, intellectuelle et morale.

Il me semble qu'on pourrait trouver un impôt plus profitable à la population laborieuse que celui des portes et fenêtres et que l'on devrait forcer les propriétaires à élever les plafonds, à faire des chambres plus vastes, en rapport avec des ouvertures plus que suffisantes pour laisser passer l'air et la lumière. On aurait ainsi une population saine, souriante et robuste, au lieu d'une population pâle, malingre, rachitique et victime de toutes les maladies contractées dans des logements insalubres.

Il n'est certes pas étonnant qu'avec une nourriture falsifiée, avec le peu d'air et de lumière laissé disponible par le propriétaire, il n'est pas étonnant, dis-je, que le locataire ne puisse pas consumer les poisons ingérés, poisons qui empêchent la nutrition, en altérant les fluides, les liquides et les solides du système, ce qui nous donne moins de naissances que de décès, produit des enfants rachitiques, souffreteux et dotés de toutes les prédispositions aux maladies courantes et éventuelles qui finissent par amener la dépopulation de la France.

Que peut devenir un peuple alimenté et logé d'une si étrange façon ? Au bout d'une troisième génération, ce peuple entre dans une phase de vie nouvelle, contre laquelle il s'insurge, par instinct, sans connaissance de cause ; il cherche à réagir contre un ennemi qui lui est inconnu et qui le pénètre de toutes parts, ce qui, comme nous l'avons dit, cause l'altération intellectuelle et morale, la décadence du peuple.

Si, dans ces conditions, la nation est mise en guerre, ses défenseurs manquent de courage, parce que leur ennemi politique est renforcé par l'appui de toutes sortes de complicités morbides qui abattent le moral et ôtent toute fixité d'idée. Le peuple, alors, devient changeant, versatile, il ne cherche plus qu'à vivre, le moins mal et le plus longtemps possible, au détriment de son voisin; il perd tout sens de la famille, par suite des souffrances qu'il y endure ; il devient septique et virulent, comme le poison qui le pénètre de toutes parts ; il est enclin, comme ce poison, à la même destruction, et n'a dès lors plus qu'un but, celui de détruire son semblable, à son bénéfice ; il ne cherche que le plaisir des sens, et va se vautrer dans la prostitution, cet autre foyer d'infection ; il fume pour passer le temps, pour s'ôter toute idée, pour se désennuyer, dépourvu qu'il est de toute occupation morale; il boit, il s'enivre et s'endort dans la fange, pour recommencer le lendemain. A la fin, fatigué de cette vie de lutte, de mortifications, de privations, s'il lui reste encore un grain d'honnêteté, il se suicide, et s'il est tout à fait dépourvu de sens moral, il tue son semblable, pour en finir avec la vie soit par l'échafaud, soit en se faisant envoyer dans nos colonies, où il mettra les sauvages au diapason de sa moralité!... Partout où cet homme passe, il porte la malédiction, la calomnie, le scandale; cette malédiction est héréditaire chez lui, parce qu'il a été élevé dans la calomnie et dans le scandale; s'il porte la parole, c'est pour entraîner son semblable dans la malédiction qu'il déverse sur lui, afin de se libérer lui-même du poids de toutes ses fautes, but qu'il lui est impossible d'atteindre, par manque de référence envers les pouvoirs du milieu où il vit.

Voilà comment une maladie morale peut se transmettre, comme une maladie physique, par l'hérédité!...

Nous voyons dans les maladies physiques qui nous occupent en ce moment, une transmission de génération en génération, toutes ces affections étant d'un ordre virulent, par conséquent infectieux, épidémique et contagieux.

Il y a des individus qui peuvent vivre, toute leur vie, avec des prédispositions, sans que rien ne se déclare; d'autres, au contraire, subissent des invasions rapides et foudroyantes, pour peu qu'ils soient exposés à une influence déterminative, ou par suite d'un simple écart de régime.

Jusqu'à présent, la science croit avoir trouvé le moyen de parer à tous ces dangers dans l'emploi de prétendus antiseptiques, tandis que ceux-ci, grâce à leur état volatil, prennent le germe virulent sur leurs ailes, et l'emportent au loin pour empoisonner l'atmosphère et répandre l'infection et la désolation parmi les végétaux, aussi bien que parmi les animaux et les hommes.

Au moment où les hygiénistes croient avoir triomphé de la cause des épidémies, cette cause se manifeste sous une forme nouvelle, plus virulente encore, et, à cette épidémie nouvelle, on cherche une autre cause, comme si la même cause ne pouvait pas se présenter sous des phénomènes différents et tout à fait dissemblables.

Aussi, voit-on avec quel empressement tous les spécialistes en antiseptiques en cherchent un nouveau plus volatil, plus éthéré, beaucoup plus antiseptique, et par conséquent beaucoup plus pernicieux encore, parce qu'il raréfie l'air des appartements, si indispensable à la vie, en causant, soit des céphalalgies, soit une asphyxie graduelle des individus qui le respirent.

Ces prétendus antiseptiques détruisent effectivement les animalcules, mais sans détruire le germe porteur de leur virulence, attendu que, pour détruire ce germe, il faudrait que l'antiseptique lui fût en opposition d'état, tout en étant de même nature.

Les antiseptiques que l'on emploie généralement ne sont nullement virulents; ils sont de simples corrosifs, de la nature des acides.

Nous voyons que, par le côté physique, nos savants se montrent trop naturistes, en même temps que peu initiés à la cause première des phénomènes. Malheureusement, ce côté physique a son influence sur le côté moral et la littérature naturiste, ce prétendu antiseptique de la raison, sous prétexte de nous ramener à la réalité des choses, ne fait que volatiliser l'esprit humain, en ne nous laissant plus que des virus sensuels à la place. Ceci nous fait voir que les rapports entre les antiseptiques physiques et les antiseptiques moraux sont de même nature : les premiers subliment les germes en les rendant autonomes, en leur enlevant toute référence envers celui qui les engendre et en les forçant à être réversibles à ce dernier, qui est détruit par eux; les seconds, ou antiseptiques intellectuels et moraux, tendent à rendre aux individus une autonomie de mauvais aloi, qui leur enlève le pouvoir référentiel, les rend septiques, incrédules, et répand une virulence morale abrutissante au sein des populations. Ces individualités deviennent de vrais miasmes humains qui entraînent un peuple à la décadence.

Revenons maintenant à notre premier sujet, c'est-à-dire aux maladies contagieuses; si nous nous en sommes écarté, c'était pour montrer combien sont *grands* les *rapports* entre l'*infiniment petit* et l'*infiniment grand*, combien l'un et l'autre peuvent être destructeurs, lorsqu'ils ne devraient être que *créateurs !*..... Ne devrait-on pas toujours, en effet, voir *l'infiniment petit venir en aide à l'infiniment grand*, au lieu de lui *dévorer les entrailles?*

CHAPITRE III

NAISSANCE ET PROPAGATION DES MALADIES MIASMATIQUES

Examinons donc maintenant comment peuvent naître les maladies miasmatiques, comment elles peuvent se propager.

Il faut d'abord, pour qu'une de ces maladies se déclare, un déterminatif; ce déterminatif c'est la fermentation, suivie de la putréfaction qui relâche l'être dans sa constitution élémentaire et le met en état d'inoculer à son voisin les matières putréfiées qu'il contient.

Comment donc peut naître la putréfaction? Si nous coupons un végétal et que nous le mettions dans un lieu humide, il va commencer à s'affaisser sur lui-même, à noircir et à tomber en déliquescence. Si l'on examine au microscope cette déliquescence, on aperçoit des animalcules qui se meuvent, avec rapidité, dans ce milieu : c'est le premier degré de la putréfaction, c'est-à-dire le retour de la matière à la liquidité.

Tant que le premier degré de la putréfaction se maintient, ou est maintenu, il n'y a pas d'émanations putrides, pas de contagion, bien qu'il puisse y avoir inoculation. C'est là ce qui arrive, avec les végétaux alimentaires, qui sont dans le premier degré de putréfaction par suite d'une mauvaise culture et de l'emploi d'engrais putrescibles qui inoculent le végétal et le déterminent à la putréfaction. Viennent ensuite les mauvais procédés de conservation de ces végétaux, procédés qui vont faire naître la putréfaction. Écoulés sur les marchés, pour la consommation, ces végétaux, suivant leur degré d'altération, inoculent le germe morbide ou l'animalcule chez ceux qui les ingèrent.

Lorsqu'un animal mange des végétaux en putréfaction il devient sujet à toutes les maladies épidémiques régnantes, qu'il concocte dans son étable, pour porter, dans les lieux où il passe, la contagion par un état gazeux putréfiant.

Voyons comment naît cet état gazeux. Nous avons vu qu'au premier degré de la putréfaction, il n'y a pas d'émanations, parce que l'état gazeux n'est pas encore déclaré, état gazeux qui ne peut se déclarer qu'autant que les animalcules, enfermés dans la liquidité, se détruisent entre eux ; c'est alors, seulement, que le germe qui a donné naissance à l'animalcule se débarrasse de sa carapace matérielle, et c'est lui, le germe, qui constitue cet état gazeux qui raréfie l'air respirable.

Les individus placés dans ces atmosphères putréfiantes assimilent ces germes, qui revêtent alors une nouvelle enveloppe matérielle, au détriment de la constitution de l'individu.

Ces germes, dès lors, vont évoluer à une nouvelle animalité, en amenant la désagrégation putride du sujet. Toutes les parties de l'individu, susceptibles de s'élever à l'état gazeux, vont porter, autour d'elles, l'infection miasmatique et servir de déterminatif à l'éclosion des maladies régnantes.

Mais pourquoi ces gaz sont-ils des déterminatifs? que peuvent-ils porter en eux? pourquoi dégagent-ils une odeur particulière? C'est parce que chaque germe s'enveloppe d'une atmosphère gazeuse qui l'aide à s'élever, et parce que la réunion des germes, avec leur atmosphère propre, ne forme plus qu'une seule atmosphère dans laquelle sont contenus tous les germes. Il n'est donc pas étonnant, d'après cela, qu'il y ait des invasions épidémiques de formes diverses, en rapport avec l'évolution hiérarchique des différents germes. Ces germes seront plus ou moins virulents, selon le degré qu'ils occupent dans la hiérarchie constitutionnelle des êtres.

On voit donc qu'il ne faut pas, comme les auteurs modernes, confondre le germe avec l'animalcule. L'animalcule n'est qu'une effigie dans laquelle est contenu le germe; l'effigie n'est jamais réelle, elle n'est que relative; ne prenons donc pas ici l'effet pour la cause.

Que des animalcules, comme M. Pasteur sait si bien en découvrir, aient six pattes ou n'en aient pas du tout, ces animalcules n'en contiennent pas moins la cause déterminante des maladies épidémiques. Du reste, dans les expériences faites à ce sujet, on s'est aperçu que ces mêmes animalcules, dans leurs évolutions successives et même dans leur simple culture,perdent leur virulence et qu'ils ne sont plus inoculables : de quelle nature est donc cette virulence, pour qu'elle puisse, ainsi, disparaître sans laisser de traces?

Peut-être que Messieurs les observateurs auront oublié de mettre un oculaire spécial à leur microscope, afin de bien voir comment disparaît cette virulence, ou bien, faut-il croire que les animalcules sont doués d'un pouvoir fantaisiste tel, qu'aussitôt le dos de l'observateur tourné, leur intelligence, ou leur virulence, puisse se réfugier à l'intérieur de leur individualité, pour permettre à cette individualité de passer à une évolution nouvelle, moins virulente, mais plus composée au point de vue des organes et des fonctions animales ?

Nous avons dit que l'état gazeux porte les germes et que les prétendus antiseptiques, qui tous sont de nature volatile, arrêtent l'évolution animale, sans détruire le germe virulent; nous avons dit encore que cette volatilité des prétendus antiseptiques porte, sur ses ailes, les germes contenus dans l'atmosphère ou chez l'individu, pour les répandre en d'autres lieux.

Supposons qu'un lieu soit envahi par des germes charriés par l'atmosphère. Si ces germes rencontrent des plantes prédisposées, par une mauvaise culture, à les recevoir, on verra naître les maladies parasitaires des végétaux; le germe n'aura pas, pour cela, changé de constitution, puisqu'il n'a pas besoin d'être constitué ; il est le germe et cela lui suffit : il va, tout simplement, revêtir une enveloppe animale, au détriment du végétal dont les éléments lui servent de nourriture.

Si ce germe tombe dans un lieu peuplé d'animaux, les mêmes désordres vont naître, l'animal sera détruit par le même procédé; le germe se sera revêtu d'une enveloppe plus complexe : au lieu d'un animal ailé, ou susceptible d'acquérir des ailes, vous aurez un animal tendant à prendre une forme vermiculaire, plus composée, celle de la chenille par exemple. Ainsi donc, le germe peut revêtir d'abord l'état d'animalcule simple, passer ensuite à l'état vermiculaire, puis à l'état d'insecte ailé : ce sont là les trois évolutions du germe pour arriver à l'état d'animalcule parfait.

Nous serions heureux que Messieurs les savants voulussent bien nous expliquer la différence qui existe entre le germe, l'ovule et l'œuf? comment et pourquoi l'animalcule va revêtir des enveloppes successives et différentes, sans sortir des trois termes susnommés, c'est-à-dire du germe, de l'ovule et de l'œuf?

Il y a certainement, entre ces trois termes, un passage interstitiel pour la fixation du principe formel, principe qui donne une figure, une effigie imagée, en rapport avec l'espace intercellulaire. Quel est donc l'agent actif qui se meut dans ces interstices?

De l'animalcule simple ou vermiculaire au papillon, il y a une série d'états différentiels, donnant une forme, une vie et une capacité évolutive qui fournit à ces êtres la faculté de pouvoir revêtir des enveloppes successives, appropriées, afin de pouvoir naître, vivre et se reproduire, dans des milieux différents.

Comment peut arriver la décadence de l'insecte parasitaire, si complet, si mystérieux dans ses évolutions? comment le germe, dans sa simplicité, peut-il revêtir une forme d'insecte parasitaire?

La chose est assez simple, et, pour s'en rendre compte, on n'a qu'à surveiller les évolutions d'un germe. On prend pour cela de l'eau pure, distillée et filtrée, de telle sorte qu'on n'y aperçoive aucun animalcule au microscope. Si l'on porte cette eau à la température de 32°, au bout de huit à dix jours, on voit que l'eau devient trouble, au fond du vase une terre se précipite, c'est le minéral qui commence à paraître. Si, avec cette même eau, on continue l'opération, au bout de huit jours l'eau verdit, le végétal apparaît sous une forme primitive vermiculaire ou de parasite intégral. La putréfaction de ce végétal, du neuvième au dixième jour, donne naissance à l'animalcule vermiculaire qui, dès le lendemain, tombe en putréfaction; cette putréfaction, qui détruit l'animal aussi bien que le végétal, rend l'eau jaunâtre, trouble et limoneuse. En poursuivant l'opération, au même degré de température et avec les mêmes éléments, on voit se développer un végétal d'un ordre secondaire, plus composé et ramifié, qui donne naissance, par sa putréfaction, à un animalcule secondaire muni d'organes ramifiés qui lui donnent la faculté de se mouvoir dans ce milieu liquide : nous avons là le parasite interne.

En continuant encore la même opération, le végétal et l'animal disparaissent; arrivés l'un et l'autre à leur évolution complète, ils meurent après avoir laissé le végétal une graine, l'animalcule un œuf : cette graine et cet œuf marchent à la même transformation que la chrysalide dans le cocon.

A l'éclosion de ce troisième terme de la génération, une plante nouvelle naît, monte à la surface du liquide, fleurit, en même temps que l'animalcule, d'ordre tertiaire, marchant en identité de transformation avec le végétal, sort de son cocon, ou œuf, dans lequel il a subi une transformation qui l'a doué d'ailes, à l'aide desquelles il va pouvoir monter à la surface du liquide, se promouvoir et se nourrir sur les végétaux de son ordre, jusqu'à ce que, ses ailes ayant acquis un développement suffisant, il puisse s'élever dans l'air et porter, par l'œuf qu'il va déposer, une série d'individualités aériennes et terrestres : c'est de l'insecte parasitaire externe que nous venons de parler.

Dans les intervalles des trois termes de la série évolutive que nous venons d'indiquer sommairement, il y a un grand nombre de variétés qui subissent des transformations diverses que nous n'avons pas à examiner ici et dont le lecteur pourra rechercher l'identité au point de vue génétique, et l'analogie au point de vue de la forme, dans les trois termes que nous avons cités plus haut.

Si des quantités considérables de ces animaux s'élèvent dans l'air et qu'ils y meurent, leur corps retombe sur la terre, la matière animale dont ils étaient pourvus se désagrège, et le germe qui maintenait leur individualité constitutive va être libéré, pour recourir à une évolution nouvelle, revêtir d'autres formes plus complexes, plus composées et donner un animal plus parfait.

Mais que de ravages aura causés ce germe, dans ses diverses évolutions, depuis l'état de simple animalcule, jusqu'au dernier terme de l'insecte parasitaire !... Si ce germe tombe en des lieux habités par des animaux ou des hommes, quels ravages va-t-il porter dans tous ces milieux, lui, germe, qui porte la putréfaction en notre individualité pour marcher à des évolutions nouvelles et successives !...

Voilà comment naissent les épidémies qui ont l'air de provenir d'un génie invisible et qui, pourtant, ne sont qu'une des manifestations de la nature, pour rappeler l'homme à ses devoirs, à ce qu'il doit à son prochain ;

pour lui faire voir que, s'il sait manier tous les éléments contenus dans la nature, il en fera des créations nouvelles qui seront à son bénéfice et conduiront à la prolongation de sa vie, tandis que, s'il est paresseux, si ceux qui ont à charge de le mener dans la voie du progrès l'induisent en erreur, il ne naîtra que la putréfaction et la mort!

C'est ainsi qu'arrive la décadence du végétal et de l'animal : telle est l'origine première des épidémies.

S'il en est ainsi avec de l'eau pure, on peut s'imaginer avec quelle rapidité les mêmes phénomènes et les mêmes naissances se produiront dans les eaux vaseuses, remplies de matières putrescibles et en putréfaction.

En effet, tous ces phénomènes qui, pour se produire dans l'eau pure, demandent environ neuf mois, demanderont trois mois ou neuf jours, pour se produire dans les marais, dans toutes les eaux stagnantes des villes et des campagnes, selon la prédisposition de ces liquides à la putréfaction.

On voit comment l'air peut être altéré par ces exhalaisons, et comment, dans un endroit populeux, maintenu dans une mauvaise hygiène, prédisposé à absorber ces miasmes, des épidémies peuvent se déclarer et se porter de l'un à l'autre.

Voilà comment il se fait que, dans un terrain d'une grande étendue, on voit des champs attaqués par des parasites, tandis que d'autres restent sains, en attendant que, par contact ou par propagation épidémique, le mal vienne à les atteindre.

Nous avons vu, plus haut, une propagation des miasmes pouvant se faire, non plus par l'atmosphère seulement, mais aussi par l'ingestion de denrées alimentaires qui ont végété dans de mauvaises conditions et qui contiennent, en soi, des germes prédisposant les gens aux affections épidémiques et contagieuses.

C'est ainsi que la putréfaction peut naître spontanément dans une population qui est infectée de germes, d'animalcules à l'état latent, germes et animalcules qui n'attendent qu'un déterminatif apporté du dehors par les aromes virulents contenus dans l'atmosphère, aromes qui féconderont les germes contenus dans l'individu, en amenant la désagrégation spéciale de l'être à laquelle on a donné le nom de choléra.

Si, dans le voisinage d'une population agglomérée et nourrie d'aliments de mauvaise nature, vivant dans de mauvaises conditions hygiéniques, il se dégage des émanations provenant du travail que certains industriels font subir aux matières végétales et animales, pour en retirer un produit nécessaire à leur exploitation, sans se douter que, par la manipulation de ces matières, amenées à un degré de putréfaction nécessaire à leur désagrégation, il s'élève des germes de nature putride et virulente, il n'y aura rien d'extraordinaire à ce que le choléra se déclare dans ces populations, ou, à son défaut, des fièvres typhoïdes, un état scorbutique de tous les habitants, devenus rachitiques, malingres, habitants dont l'esprit devient lourd, faible, enclin à tous les vices, par suite des souffrances morales et physiques qu'ils endurent dans leur milieu.

En s'apercevant que ceux qui ont ministère pour les soigner n'arrivent pas à des résultats satisfaisants, soit par imprévoyance, soit par une médication insuffisante, personnelle, systématique, sans tenir assez compte des différences de tempérament, d'âge, de sexe, de conditions sociales, etc., les malades s'abandonnent, se négligent, entrent dans des conditions hygiéniques de plus en plus mauvaises et ne cherchent qu'un moyen de sortir de cette situation, en vivant le plus largement possible, sans souci du lendemain qui n'existe plus pour eux; s'ils ont de la famille, ils la laissent aller à tous les mauvais instincts, en donnant le mauvais exemple à leurs enfants.

On comprend dans quelles tristes conditions d'hygiène et de moralité se trouve la génération qui naît de parents semblables.

CHAPITRE IV

OBSERVATIONS SUR LES MÉDICATIONS INSUFFISANTES OU DÉFECTUEUSES DANS LES FIÈVRES GRAVES ET LES AFFECTIONS TYPHOÏDES

Il existe un moyen dont on use journellement et qui est bien capable d'aider la prédisposition aux invasions d'un choléra en perspective : c'est l'étrange façon dont on traite les fièvres typhoïdes...

La première chose que disent nos princes de la médecine officielle, c'est qu'il n'y a pas moyen de reconnaître une fièvre typhoïde avant qu'elle soit déclarée ! Voici la raison sur laquelle ces messieurs appuient leur assertion.

Ils prétendent que, lorsqu'une fièvre gastrique s'est déclarée, si, au neuvième jour, cette fièvre gastrique n'est pas guérie, c'est qu'on avait affaire, de prime abord, à une fièvre typhoïde; voilà la seule raison qu'on donne, raison qui tend à détruire toutes les observations que l'on pourrait faire.

Nous nous permettons, cependant, de voir les choses tout autrement et nous disons : Aussitôt qu'une fièvre gastrique se déclare, il faut toujours la considérer comme un prodrome de la fièvre typhoïde, attendu que cet état gastrique fébrile en est l'état aigu. — Aussitôt que la fièvre gastrique se manifeste, la médecine officielle s'empresse d'employer tous les moyens qu'elle croit capables de juguler l'état fébrile, afin, dit-elle, d'enrayer les phénomènes. Il résulte de cette pratique irrationnelle que le malade reste avec une fièvre lente qui le mine au jour le jour, parce qu'on n'a ni reconnu ni cherché à détruire les germes qui la produisent, germes qui restent à l'état cataleptique, c'est-à-dire en arrêt d'évolution..... Aussi voit-on, au moment où l'on s'y attend le moins, se déclarer, avec une extrême gravité, soit le choléra, soit les affections typhoïdes sporadiques ou épidémiques, par le réveil des germes en latence, ou par la fécondation de ces germes par les aromes dont nous avons parlé plus haut. La médecine officielle, ayant perdu toute conception de l'état génétique des affections typhoïdes et cholériques, ayant péché contre ce précepte de haute philosophie *principiis obsta*, ne peut opposer aux maladies dont nous parlons, qu'une thérapeutique insuffisante et plus ou moins destructive. C'est alors que le choléra et les affections typhoïdes deviennent contagieuses, parce que l'individu se trouve dans un état de putréfaction qui amène sa désagrégation complète et sa mort ! Ce malade dégage autour de lui des miasmes délétères qui portent la contagion dans le voisinage.

Si la médecine officielle parvient à couper la fièvre, il reste au malade, après une fausse convalescence, de la surdité, un affaiblissement des organes de la vue, du rachitisme, de l'atrophie, de la paralysie d'un ou de plusieurs membres. Ce malade, néanmoins, passe pour avoir été guéri, sans garantie de la médecine officielle qui a laissé, dans l'économie du sujet, la prédisposition à des rechutes de toutes sortes qui peuvent découler d'un mauvais traitement.

On n'a pas reconnu que la fièvre gastrique est une indication de la nature, un acte réactionnel des forces vitales qui dévoile, par ses divers symptômes (nausées, vomissements, coliques, diarrhée, etc.), les besoins de l'économie et les moyens de la débarrasser de ses éléments morbides. Ces symptômes indiquent cependant bien la marche sûre et certaine que doit suivre le véritable médecin, d'accord avec la mise en jeu spontanée et autonome des forces vives du malade en travail d'équilibration.

Lorsqu'on agit conformément au vœu de la nature, tous les symptômes de la fièvre gastrique se dissipent, dans les neuf jours, au lieu de dégénérer en une fièvre typhoïde dont la marche lente peut être considérée comme un état cholérique chronique qui exigera un temps fort long pour ramener la santé plus ou moins compromise par une mauvaise médication.

Mais la médecine officielle ne se trouble pas pour si peu de chose... Elle préfère la routine traditionnelle de son école aux vues saines et efficaces d'une pratique et d'une philosophie médicale basées sur la connaissance positive des causes qui déterminent des phénomènes qu'on ne peut conjurer qu'autant qu'on sait en détruire la cause.

C'est avec cette insuffisance de principes et de méthode que nos célébrités médicales traitent les malades qui reçoivent, dans les hospices, des soins plus ou moins assidus, soins qui sont en rapport avec le système propre au chef de service.

Ici, c'est la réfrigération du malade par l'eau froide, à l'aide d'appareils plus ou moins ingénieux; là, ce sont les saignées successives; ailleurs, c'est l'expectation, les antipériodiques, etc., etc. Et voilà des malades qui passent pour avoir été très bien soignés, pour être guéris, et qui sortent de l'hospice pleins de reconnaissance pour celui qui leur a sauvé la vie!

Malheureusement, ces pauvres malades ne sont pas moins, grâce au traitement qu'ils ont subi, prédisposés à des rechutes, à des invasions qui se déclarent, souvent spontanément et d'une manière foudroyante, chez les sujets que l'on a traités par de semblables méthodes.

On ne s'est pas aperçu qu'on refoulait à l'intérieur de l'économie tous les principes morbides qui cherchaient à s'en échapper, principes qui, emprisonnés dans les organes, entretiennent un état de fièvre latente qui mine le sujet par un travail de putréfaction progressive, travail qui, aidé par une mauvaise alimentation et des contacts journaliers, amène des fièvres éruptives et des cas de variole particulièrement.

Si, dans de semblables conditions, un de ces individus contracte une affection syphilitique, il ne peut s'en débarrasser et la transmet à sa génération; de lui naissent des enfants porteurs d'éléments syphilitiques qui n'attendent qu'une cause déterminante pour se manifester sous une forme quelconque. Voilà une génération née dans de très mauvaises conditions et prédisposée à toutes les évolutions morbides qui pourront se produire, chez elle, grâce à une mauvaise hygiène, à des abus successifs, à des fatigues ou à des inoculations reçues dans le milieu où elle se nourrit, travaille et passe ses nuits. Si des enfants naissent de cette génération déjà si avariée, ils seront encore bien plus prédisposés à contracter toutes les maladies régnantes qui viendront frapper aux portes de leur économie.

Jusqu'à ce jour on n'avait pas vu le rapport qui existe entre la fièvre typhoïde et le choléra : est-ce par manque d'observation, ou parce qu'on n'a pu saisir les analogies qui existent entre les symptômes de la fièvre typhoïde et ceux du choléra?... Les symptômes, il est vrai, ne sont pas semblables dans ces deux cas, ce qui ne les empêche pas d'être de même nature, puisqu'ils découlent d'une même cause.

Seulement on a affaire à deux phénomènes qui semblent de nature contraire et marcher chacun dans un sens différent, tout en causant les mêmes désorganisations, la même désagrégation de l'être. La différence consiste en ce que, dans la fièvre typhoïde dont l'action est lente, la putréfaction naît avant la désagrégation du malade, tandis que, dans le choléra dont la marche est rapide, c'est la désagrégation de l'être qui en précède la putréfaction.

Mais comment se fait-il qu'une désagrégation puisse avoir lieu avant la putréfaction?

Messieurs les savants trouveront, sans doute, que cela ressemble à une contradiction de la nature, puisque, dans l'ordre des phénomènes que nous voyons journellement, la fermentation naît d'abord, la putréfaction après, et la désagrégation ensuite.

CHAPITRE V

RAPPORTS ET ANALOGIES ENTRE LES AFFECTIONS TYPHOÏDES, LE TYPHUS ET LE CHOLÉRA

Examinons pourtant ce phénomène prétendu contradictoire et qui semble dérouter la perspicacité des physiologistes.

Si l'on a bien retenu ce que nous avons dit plus haut touchant les individualités connues sous le nom d'animalcules, on sait déjà que ces derniers, étant autonomes, peuvent se désagréger en temps voulu, mais, pour entrer plus avant dans le phénomène et l'explorer avec plus de profondeur, cherchons pourquoi, dans une liquidité animale, le globule se meut avec tant de rapidité.

Faut-il considérer le globule comme un animalcule avant que la cellule soit formée? Nous savons que le corps humain est composé de cellules et que le globule a dû prendre naissance avant que chacune d'elles fût complète, puisque la cellule est composée de globules.

Voilà donc une individualité cellulaire constituée avec des individualités globulaires.

Bien qu'en explorant la cellule, au microscope, on n'aperçoive pas ces globules, ceux-ci n'y sont pas moins présents, et la preuve, c'est que, si l'on vient à désagréger la cellule, on voit tout de suite des globules apparaître.

Maintenant que nous avons vu comment se compose la cellule, comment elle se décompose, et de quoi elle est composée, examinons comment va se constituer la membrane.

Que devient une cellule abandonnée dans une liquidité animale? Elle monte d'abord à la surface du liquide, se promène en différents sens, comme si elle cherchait un complément. Si cette cellule ne trouve pas l'objet de ses désirs, elle meurt en se désagrégeant; mais sa mort n'est qu'apparente, car, au bout de peu de temps, on voit une quantité considérable de globules qui renaissent à nouveau, pour former de nouvelles cellules qui cherchent à s'unir, à s'agglomérer pour former une unité collective qui va constituer la membrane appelée le tissu cellulaire, tissu qui n'est qu'une stratification de couches membraneuses successives, constituant la croissance du sujet.

Voilà l'organe qui apparaît composé des couches membraneuses successives dont nous venons de parler.

L'être humain n'est donc composé que d'individualités qui, avant d'être agglomérées, étaient toutes autonomes. Qu'est devenue l'autonomie de ces individualités, l'ont-ils perdue? Non, assurément, mais ces autonomies individuelles sont confondues en une seule qui constitue l'autonomie propre de l'individualité humaine, autonomie qui sert à la conservation de l'économie, à sa défense contre des agents perturbateurs, défense qui peut se manifester, soit par un état fébrile, soit par des mouvements autonomiques équilibrants, de diverses sortes, ayant pour but de répartir les fluides et les liquides en lieu et en temps convenables.

S'il arrive que l'homme, par sa négligence, par ses mauvais instincts et par toutes les perturbations qu'il cause autour de lui, se crée des ennemis, ces derniers, à un moment donné, feront invasion dans son économie et l'autonomie individuelle de l'homme sera reprise par les individualités qui le constituent : c'est alors qu'arrive la désagrégation foudroyante de l'être appelée choléra désagrégation pendant laquelle chacun des ennemis veut prendre sa part d'autonomie, ce qui fait que personne n'est plus autonome et que la putréfaction commence à naître instantanément.

Voici donc le choléra dévoilé par tous les phénomènes cités plus haut et qui sont cause de la marche rapide de cette épidémie sous toutes les formes qu'elle peut revêtir. Qu'est-ce donc que le choléra, sinon un ennemi que l'homme fait naître, par sa personnalité imprévoyante, à son détriment et à celui de ses semblables.

Maintenant que nous avons vu le choléra dans sa marche rapide, examinons ce même fléau dans sa marche lente.

Nous allons voir ici le même virus cholérique opérer d'une autre façon, et, au lieu d'une désagrégation rapide, c'est une désagrégation à marche lente qui va se produire. Dans ce cas, la cellule est successivement rendue à son autonomie ; mais, comme l'évacuation de la cellule ne se fait pas d'un façon rapide, cette cellule reste stationnaire, se putréfie et porte la putréfaction dans les lieux où elle se trouve.

Les premiers symptômes de la putréfaction s'annoncent par une fermentation stomacale qui amène ce qu'on appelle une fièvre gastrique, fièvre qui, comme on le sait, n'est, pour nous, qu'une demande et une indication de la nature, montrant à l'homme le chemin qu'il doit faire prendre à la cellule altérée pour en débarrasser l'économie. Si ce conseil n'est pas suivi à temps, il y a chute dans l'intestin des matières en fermentation qui se trouvent dans l'estomac; c'est de cette chute que procède ce qu'on appelle la fièvre typhoïde, qui n'est pas autre chose, selon nous, que la forme lente ou chronique du choléra due à la putréfaction des substances fermentées en stagnation dans l'intestin.

Que va faire la nature, en cette occurrence, comment va réagir l'être menacé, pour se débarrasser des matières putréfiées qui tendent à l'entraîner à sa perte? On verra d'abord se déclarer une fièvre intense qui sera suivie d'un état de prostration nécessaire pour empêcher la vie de relation de dépenser, au dehors, les forces que réclame le travail destiné à brûler les matières altérées et putréfiées, afin que ces matières puissent être évacuées de l'économie, et que l'homme puisse reconquérir son autonomie qui était sur le point de disparaître au profit d'individualités nouvelles nées de la putréfaction.

Que vont devenir les malades auxquels on a coupé la fièvre si nécessaire pour aider l'évacuation des matières morbifiques soit par la peau, soit par les intestins?

Cette fièvre d'abord existe-t-elle, ou n'existe-t-elle pas; naît-elle d'une façon autonome ou naît-elle par l'effet de l'altération des liquides? Nous affirmons que la fièvre n'est autre chose que la mise en jeu des forces qui sont en réserve dans l'économie, pour venir au secours de la grande autonomie individuelle.

Nous disons que, dans ces affections, cette fièvre est obligatoire, puisqu'elle est, elle-même, l'autonomie individuelle entrant en lutte contre ses propres ennemis qui cherchent à amener la destruction de l'être.

Voyons un peu comment les professeurs de clinique comprennent la fièvre. Pour ces messieurs, la fièvre est fille de l'inflammation, tandis que, pour nous, la fièvre est la mère de l'inflammation, ce qui est tout à fait le contraire.

Comment naît donc l'inflammation? Faut-il la considérer comme un foyer en combustion? Cette combustion est-elle le produit d'une irritation, ou bien, au contraire, l'irritation est-elle le résultat d'un travail de combustion?

Nous touchons ici, comme on le voit, à une question fondamentale au point de vue de l'étiologie pathologique et de la thérapeutique intégrale.

Nous disons d'abord que pour qu'il y ait inflammation il faut, nécessairement, qu'il y ait combustion préalable; mais, pour qu'il y ait combustion, il faut, de toute nécessité, qu'il y ait un principe irritant : qu'on n'aille pas encore, à ce sujet, confondre un résultat avec sa cause.

Quelle est donc la cause de l'irritation? Si une épine entre et reste dans nos chairs, il va d'abord y avoir une irritation; que fera cette irritation? Elle appellera la liquidité sanguine à son secours, à son aide, pour lutter contre l'ennemi présent. Voilà, de ce fait, l'inflammation qui se déclare en produisant le travail et la période de combustion.

Cette combustion se manifeste par un état fébrile local: la température du point attaqué s'élève, la fermentation naît, les douleurs vont en augmentant, parce que les tissus qui environnent le parasite fermentent pour entrer en putréfaction. Enfin, un point blanc se montre au centre duquel se trouve le parasite; le travail de cette période de combustion augmente encore avec la fièvre, au point qu'il va se produire des résonnances dans toute la circulation pour amener une fièvre générale qui succède à la fièvre locale : c'est alors l'économie tout entière qui entre en lutte pour chasser un infiniment *petit!*... Le lendemain de cette fièvre intense, l'abcès s'ouvre et le pus s'échappe en entraînant le parasite avec lui.....

Que dirait, je vous le demande, un malade à qui l'on administrerait un sédatif pour s'opposer à la réaction de l'économie, à la formation du pus, ce liquide salutaire, et à la sortie consécutive du parasite? Le malade trouverait, assurément, une pareille conduite inqualifiable et bien peu rationnelle, car, dans un cas semblable, son instinct ou son jugement lui font demander un maturatif, c'est-à-dire un médicament capable de favoriser la formation du pus en faisant mûrir l'abcès. Que devient l'inflammation, dans ce cas? Est-elle, oui ou non, nécessaire? est-elle un élément destructeur de l'individu, un élément qu'il faut combattre à outrance, comme on le dit, en enrayant, comme on le fait, le travail de la réaction, en détruisant la combustion, en un mot en coupant la fièvre? La raison et la logique du fait cité plus haut disent énergiquement : non!

Quand un viscère est envahi par un élément parasitaire, comme cela arrive pour le foie et pour l'intestin dans la fièvre typhoïde, il se manifeste les mêmes phénomènes que dans le cas de la piqûre d'épine. L'irritation, l'inflammation, la combustion, la suppuration, se succèdent périodiquement, et cela ne peut avoir lieu qu'avec une fièvre intense, tellement considérable, que l'individu tombe en prostration par suite de l'appel et de la concentration de ses forces vives sur les points attaqués par l'ennemi.

Il va donc y avoir destruction des éléments constitutifs du foie, destruction qui amènera une suppuration par et avec laquelle l'ennemi sera entraîné.

Voilà les faits qui produisent et expliquent la desquamation du foie et celle de l'intestin.

Est-il, dans ce cas encore, nécessaire de couper la fièvre, d'abaisser la température du malade par les réfrigérants et par les médicaments défervescents?

La logique du fait précédent répond, à propos de ce dernier et pour tous les faits semblables, encore une fois et plus énergiquement que jamais : non, non!... Et nous sommes certain que la logique de nos lecteurs non prévenus et de bonne foi, répétera, comme nous : Non, non, mille fois non!.....

Donc, puisque le lecteur se trouve en concordance avec nos idées, sur l'origine de la maladie et sur les phénomènes de la réaction autonomique équilibrante de la nature, il comprendra sans peine la logique de notre médication.

Nous voyons que, dans tous ces phénomènes, la nature cherche, par des moyens ordinaires et même souvent par des moyens extraordinaires, à expulser un parasite qui s'est introduit ou développé dans l'économie, au détriment de l'individu, ou sur l'économie, à l'état de perturbateur. Un état perturbateur externe amènera toujours une fièvre locale tant qu'il n'y aura pas une altération profonde des tissus ; mais, si l'altération se communique à d'autres organes, alors il y aura perversion momentanée de la sécrétion de ces organes, jusqu'à ce qu'ils soient obligés de fournir de leur propre substance pour l'élimination du parasite.

Nous voyons se passer ici ce qui se passe à la guerre ; on ne gagne pas une bataille, on ne remporte pas une victoire, sans qu'il y ait des sacrifiés ; mais, après le sacrifice, il y a pour l'organe, comme pour la nation, besoin de repos pour régénérer à nouveau des éléments de reconstitution sur une base plus solide qu'avant, en prévision de ce qui peut survenir : c'est la période de convalescence.

Tant qu'un organe se maintient dans son intégralité, si un parasite y pénètre, il est toujours temps d'évacuer, par une médication intelligente, ce parasite qui serait cause de perturbations nécessitant le sacrifice d'un certain nombre des individualités cellulaires qui composent l'organe : cela se passe, ici, absolument comme dans une nation qui est obligée, pour chasser l'ennemi de chez elle, de faire le sacrifice d'un nombre plus ou moins grand des individualités qui composent son unité. Mais, méfions-nous de la trahison d'une médication mal adaptée, grâce à l'imprévoyance plus ou moins excusable de ceux qui ont pris charge du ministère médical.

Ne voyons-nous pas, chaque jour, nombre de malades succomber à la suite des trahisons médicales dont nous avons parlé plus haut?

Avant qu'un organe ne devienne victime, nous le voyons toujours déployer une grande prévoyance, faire des efforts considérables pour déloger l'ennemi, pour l'expulser au dehors, avant qu'il ait eu le temps de faire des victimes. Ces efforts sont des signes et des indications sûrs pour le véritable médecin qui doit aider le malade à chasser ses ennemis. Mais combien ne voit-on pas, chaque jour, de ces pauvres malades qui, ne pouvant plus payer le médecin, entrent dans ces lieux où l'on prétend faire de la médecine gratuite et où le médecin, qui a charge de ce ministère, est obligé de visiter un nombre considérable de malades dans un temps beaucoup trop limité? Mais, dira-t-on, ces messieurs ont de l'expérience, ils voient, depuis longtemps, des milliers de malades dont les phénomènes offrent entre eux beaucoup d'analogie. Malgré ces raisons nous ne pouvons accorder grande confiance aux résultats de ces nombreuses observations faites à la hâte, lorsque chacun de nos malades nouveaux exige au moins une demi-heure pour l'étude consciencieuse des phénomènes présentés par sa maladie. Il est assurément beaucoup plus court de rattacher toutes les analogies pathologiques à un même phénomène que l'on prend pour une cause et contre lequel on emploie un prétendu spécifique, tel que l'iodure ou le bromure de potassium, le salycilate de soude, la morphine, le fer, le mercure, etc., tous médicaments à la mode qui, dans certains cas assez nombreux, ne répondent nullement à la nature et à la cause du mal, pas plus qu'aux indications qui sont une demande de l'économie souffrante à laquelle il faut savoir répondre avec précision.

Mais nos chefs de service se mettent bien au-dessus de la nature, à laquelle ils ne craignent pas d'imposer des ordres, à l'encontre de ses désirs : seulement, à force de se croire au-dessus de la nature, on finit par tomber au-dessous, et c'est à son tour de se moquer du médecin prétentieux par des manifestations thaumaturgiques qui, toutes, sont dues à la même cause ! Et, malgré tout, la routine l'emporte, les consciences lui obéissent et autorisent ceux qui s'y abandonnent à ne suivre que leurs fantaisies personnelles en vue de leur propre satisfaction.

Il y a, dans tout cela, une cause que nous allons mettre à jour, non pour absoudre personne, mais pour rendre à chacun sa responsabilité.

Dans le ministère médical, à l'endroit des pauvres particulièrement, il existe une cause très grave d'infériorité thérapeutique. Comme les besoins de la vie rendent obligatoires les moyens pécuniaires pour subvenir à toutes les charges inhérentes aux fonctions du sacerdoce médical, pourquoi l'administration dite de l'assistance publique ne donne-t-elle pas une rémunération suffisante au médecin qui est obligé de faire face à tous les inconvénients liés à l'intervention de son ministère en faveur des malades.

Il est évident qu'un chef de service est payé d'une façon dérisoire, que l'appointement d'un chef de clinique, d'un interne, est bien au-dessous de ce qu'il devrait être. Quant aux aides, aux garçons de salles, aux employés divers, ils sont forcés de recevoir une rémunération de la part des malades pour les services qu'ils leur rendent, ce qui conduit à de très regrettables abus, à tel point qu'un malade qui, faute de pouvoir subvenir à ses besoins, est obligé d'entrer à l'hospice, s'il ne donne rien au garçon ou à la fille de salle, est certain, chacun le sait, de manquer des soins nécessaires : on devient indifférent pour lui, sous prétexte qu'il y a trop à faire, et, pendant ce temps, on trouve toujours le moyen de soigner ceux qui peuvent, assez largement, payer les services.

Voilà, certes, un abus connu de tous les malades et qui pourrait être facilement supprimé par une rémunération plus large des employés, qui, dès lors, se feraient un devoir de ne rien demander à de pauvres malades qui ne sont venus à l'hospice que par l'impossibilité où ils étaient de pouvoir subvenir à leurs besoins.

L'hospice n'est pas un lieu où l'on doit payer et acheter la santé; c'est là que chaque malade doit pouvoir trouver gratuitement, promptement, agréablement et sur une large échelle, sous le contrôle vigilant de ceux qui ont ministère pour secourir leurs semblables, tout ce qui est nécessaire à sa position.

Nous comprenons que chacun doit vivre de son travail sans que rien puisse être prélevé sur le malheureux à qui l'impossibilité de travailler enlève tous les moyens de subvenir à son existence et aux besoins de sa famille.

Lorsqu'il n'y a pas d'émulation, faute de rémunération suffisante, il ne saurait y avoir de dévouement. Nous voyons, nous, dans notre esprit, qu'il devrait y avoir une large compensation pécuniaire pour ceux qui veulent devenir les bienfaiteurs de l'humanité. On comprendrait beaucoup mieux cela que ces traitements exorbitants alloués à certains personnages qui ne s'en servent que pour perturber le milieu social.

La médecine, telle que nous la comprenons, est le gouvernement de l'infiniment petit nosogénétique, tandis qu'un gouvernement national est le gouvernement de l'infiniment grand subjectif.

CHAPITRE VI

TRAITEMENT RATIONNEL, PRÉVENTIF ET CURATIF DES FIÈVRES GRAVES ÉRUPTIVES ET TYPHOÏDES DU TYPHUS ET DU CHOLÉRA

Nous avons fait voir comment naissent toutes les perturbations causées par l'infiniment petit dans l'infiniment grand, par un manque de pouvoir de l'infiniment grand sur l'infiniment petit,et nous avons dit qu'une médication savante, marchant dans l'ordre de l'économie individuelle, peut, seule, arriver à nous débarrasser de tous ces parasites qui tendent à désagréger notre constitution personnelle.

Quels rapports peuvent avoir, entre eux et dans leurs applications, les médicaments qui servent à évacuer les parasites et les médicaments qui servent à les claustrer? Il y a d'abord deux points de vue à considérer, deux manières de chasser le parasite : l'une par l'extirpation externe, l'autre par l'évacuation interne. Mais pour mieux nous faire comprendre, revenons à l'exemple de notre épine.

Si, au moment où l'épine nous a pénétré, nous arrivons à l'extirper immédiatement, par des moyens chirurgicaux, tous les phénomènes cessent, et l'économie rentre aussitôt dans l'ordre. Voilà ce qui peut avoir lieu pour une cause externe mais, pour une cause interne, en un lieu où la vue ne saurait pénétrer et lorsque le parasite est infiniment petit, comment faudra-t-il procéder? Il serait impossible, dans ce cas, d'employer un moyen chirurgical, le scalpel ne saurait enlever l'infiniment petit : il faudra pourtant employer un moyen analogue capable de rejeter au dehors le perturbateur de l'ordre.

Pour cela, nous réunirons toutes les forces de l'économie sur le point attaqué, de manière à les faire concourir, toutes ensemble, à l'expulsion de l'ennemi. Mais par quel moyen allons-nous mettre toutes ces forces en lutte? Ce moyen est bien simple, la nature nous l'indique, soit par des tendances au vomissement, soit par des tensions intestinales, etc. Dans sa prévoyance, elle nous a doués d'un système musculaire qui, par sa forme, par son arrangement, nous permet de mettre en action toutes les forces de l'économie réunies et concentrées sur le lieu qui sert à l'évacuation de l'ennemi. Comment allons-nous pouvoir exciter et déployer ces forces? Si l'on veut y faire attention, on verra que ce moyen nous est nettement indiqué par la nature elle-même qui ne demande qu'à être secourue et secondée dans ses efforts curatifs. Cette indication est l'acte du vomissement, acte qui ne peut se produire que par la contraction de l'estomac, du diaphragme, des muscles du thorax, de l'abdomen, etc., dont l'action converge en un seul point : la région épigastrique.

En recourant au moyen que la nature indique, nous aidons l'économie à chasser les parasites; si, au lieu de cela, nous employons des moyens contraires, sous prétexte de soulager le malade, de le débarrasser de ces phénomènes désagréables, nous claustrons l'ennemi en empêchant son évacuation. Tel est le résultat qu'on obtient avec les anti-émétiques, les calmants et les narcotiques qui paralysent les forces de l'économie en les dispersant et en s'opposant, par le fait, à l'effort réactionnel de ces forces pour venir au secours du malade. Si, contrairement au bon sens et à la logique, nous agissons à l'encontre des vœux de la nature, nous aurons fait une mauvaise besogne; nous aurons, il est vrai, momentanément empêché les germes d'entrer en évolution, mais ces germes, qui sont à l'état de prédisposition, saisiront la première occasion d'une maladie épidémique pour entrer dans une évolution complète, auquel cas les calmants n'auront plus aucune action sur le malade qui se débattra, dès lors, avec le peu de forces qui lui reste, et pourra, s'il sort victorieux, se considérer comme un élu; mais combien peu sortent triomphants de la lutte par manque d'une médication rationnelle suffisante et efficace! Lorsque, par les moyens sophistiques dont la chimie sait nous doter, on croit avoir enrayé le mal, on n'a fait que le maintenir à l'état latent, jusqu'à ce qu'il se réveille avec un caractère beaucoup plus destructeur qui rend la science médicale actuelle absolument impuissante.

Il n'est donc pas étonnant qu'avec une thérapeutique aussi mal ordonnée, le public soit constamment à la recherche de la santé. Que faut-il, cependant, pour redonner la santé? Est-il nécessaire d'employer tant de médicaments, tant de prétendus spécifiques?

On reconnaît bien, aujourd'hui, le peu d'utilité de ces

spécifiques mensongers, puisque les malades sont toujours en quête d'un nouveau médecin et que, désespérés de ne pouvoir se guérir, ils nient qu'il y ait un médicament capable d'arriver à ce résultat.

Qu'entend-on, du reste, par un médicament spécifique ; comment un médicament peut-il être doué de cette propriété de spécificité, lorsqu'il doit passer à travers tant d'organes ? On doit, avant tout, savoir et prévoir quelles sont les modifications chimiques qu'un médicament peut subir et quels sont ses retentissements sur l'économie. Le médecin sait-il toujours si l'estomac est capable d'assimiler un médicament, connaît-il bien la nature des sucs gastriques, sait-il comment ces sucs opéreront la digestion du médicament, les conditions dans lesquelles celui-ci sera altéré, puisqu'une simple émotion peut, comme on le sait, changer la nature de la sécrétion gastrique ?

Mais on n'y regarde pas de si près, la chose semble de peu d'importance ; on espère que le malade guérira, et si, malgré tout, il ne va pas mieux, on passe à un autre médicament qui, cette fois, doit être infaillible ! Cependant le résultat étant toujours négatif, on donne au malade l'ultime conseil de changer de lieu, d'aller aux eaux, d'habiter une station d'hiver ou d'été, et de s'habituer à vivre, le moins mal possible, avec son ennemi !... On pense que l'habitude étant, ainsi qu'on le dit, une seconde nature, l'ennemi finira par s'acclimater dans son domaine d'usurpation ; on espère même qu'il sera bon prince et assez reconnaissant pour laisser son hôte suffisamment tranquille, au moins pendant quelque temps. Parfois on pourrait croire qu'il en est ainsi, mais tout à coup, comme par une fantaisie nouvelle, voilà que le mal revêt une autre forme, apparaît avec une série de phénomènes divers qui se manifestent sur tel ou tel point, en amenant des désorganisations parfois très rapides.

Si, docile aux conseils de son médecin, le malade a consenti, faute de mieux, à vivre avec son ennemi, celui-ci peut très bien ne pas être aussi débonnaire et rompre le bon accord supposé auquel on pouvait croire qu'il avait momentanément souscrit. C'est alors que notre ennemi se livre à toutes sortes de déprédations, et qu'il menace de détruire l'édifice où il a reçu l'hospitalité. Que faire alors pour se débarrasser d'un parasite dont l'ingratitude se tourne contre la libéralité de son hôte ? C'est le moment où il faut absolument recourir à une médication réellement savante, à une thérapeutique intégrale, incapable de causer aucune perturbation et possédant des armes puissantes et efficaces pour combattre l'ennemi et pour l'expulser au dehors.

N'ayant aucunement l'intention de garder, pour nous seul, le monopole de notre méthode curative, nous allons dévoiler les moyens nécessaires pour rendre à la médecine toute sa puissance contre ces terribles affections qui désolent et déciment les populations.

Nous pensons que nos confrères, les jeunes particulièrement, seront heureux de partager le bénéfice d'un labeur de tant d'années et dont les résultats ne laissent rien à désirer.

Pour bien faire comprendre notre système qui est loin d'être nouveau, mais qu'on a trop négligé, soit par oubli, soit par méconnaissance de nos procédés opératoires, nous allons reprendre comme terme de comparaison et pour arriver à la médication naturelle intégrale, l'exemple de l'épine cité plus haut.

Nous avons vu que l'entrée de cet ennemi dans un organe cause une irritation dans tout le voisinage; nous avons vu cette irritation suivie d'une inflammation résultant de la mise en lutte des forces contenues dans les cellules environnantes; nous savons que, quand un point blanc commence à paraître, c'est-à-dire, quand la suppuration va s'établir, il est fait un appel de forces à toute l'économie par le lieu attaqué où, tout aussitôt, une fièvre locale se déclare, suivie bientôt d'une fièvre générale qui indique que l'expulsion de l'épine est sur le point de se faire. Mais cette opération va demander un temps assez long. Si, pourtant, une main habile avait extirpé l'épine par un procédé rapide et exécutoire, le plus près possible du moment de l'invasion, tous les phénomènes de lutte et de suppuration ou d'irritation et d'inflammation eussent bientôt disparu. Ce qu'on a pris pour de simples phénomènes était un acte de la mise en jeu des forces individuelles, acte qu'il ne faut pas confondre avec la lésion organique, attendu que celle-ci ne peut apparaître avant qu'il y ait eu destruction des tissus par un travail d'inflammation et de suppuration préalable.

Maintenant que nous connaissons la marche de notre ennemi à la surface du corps et le moyen employé par la nature pour s'en débarrasser, voyons ce qui se produit lorsque l'ennemi s'est introduit dans les profondeurs de l'organisme. Il y a, dans toutes les manifestations dues à des invasions de germes morbides, des indications générales telles que l'inappétence, la tension à la tête, les nausées, la fièvre, etc. Ces principaux signes nous indiquent que l'économie est envahie par des aromes virulents et, par conséquent, spermatiques et fécondatifs, qui viennent du dehors pour féconder les germes en latence contenus dans l'individu. S'il se fait une prolifération rapide, il y aura multiplication des ennemis par entraînement et par similitude, ce qui mettra le feu aux poudres en déterminant une première invasion qui se manifestera sous la forme de fièvre typhoïde. Quels moyens va-t-on employer pour l'expulsion des envahisseurs ?

On devra recourir à des moyens doués d'une suffisante énergie et qui soient capables d'expulser l'ennemi ; ces moyens seront analogues à ceux qui ont servi pour chasser l'épine. Il y a, nous l'avons déjà dit, deux manières de se débarrasser de l'envahisseur : 1° l'expulsion, 2° l'extirpation. Rappelons-nous les procédés employés pour expulser l'épine ; nous avons vu qu'aussitôt l'opération faite, tous les phénomènes de mise en jeu des forces, manifestés sous forme d'irritation et d'inflammation, disparaissent parce qu'il n'y a plus rien à chasser au dehors. Quel moyen analogue emploierons-nous donc pour extirper les germes introduits dans l'économie et manifestés sous forme de fièvre typhoïde ? On se rappelle que, pour nous, la fièvre gastrique est la période aiguë de la fièvre typhoïde et que cette période doit être considérée comme la pénétration des virus dans les fluides et les liquides de l'individu. Nous avons dit que cette pénétration des virus ressemble à celle de l'épine dans les chairs, et que la douleur qui se manifeste dans l'un et l'autre cas, est le signe indicateur qui nous prévient de l'entrée d'un parasite dans l'économie. Tels sont les principaux phénomènes de l'état aigu, dans toutes les maladies, état aigu qui est, redisons-le, le *signe indicateur* de l'introduction et de la pénétration d'un corps étranger dans nos organes.

Si l'extirpation d'un germe, d'un virus ou d'un corps étranger quelconque, n'a pas été faite en temps opportun, l'état chronique se déclare avec tous les phénomènes analogues à ceux observés dans le cas où l'épine n'a pas été extirpée en temps voulu : c'est-à-dire qu'on voit toute la manifestation de la mise en jeu des forces de l'économie sous la forme de céphalalgie, de frisson, de nausées, d'abattement avec pouls plein, malaise des jointures et des masses musculaires, etc. C'est la période de combustion interne qui a pour but de détruire l'ennemi, de l'expulser afin d'en empêcher l'invasion; car tant qu'un virus ou des matières altérées stationnent dans l'estomac, il n'y a pas encore d'invasion : celle-ci ne commence que lorsqu'il y a assimilation des éléments morbides, attendu que l'estomac est le lieu de la digestion, c'est-à-dire de la désagrégation de la matière alimentaire et de son rappel à une liquidité qui permette sa descente dans l'intestin pour y subir le triage, la séparation du pur et de l'impur, du volatil et du fixe, du volatil qui sera assimilé, tandis que le fixe sera précipité sous forme de matières fécales !...

Lorsqu'une invasion doit avoir lieu, la nature indique qu'un ennemi a pénétré dans la place et qu'il va, par similitude, délivrer ses semblables qui se trouvent dans l'économie à l'état de claustration, de prisonniers attendant le renfort d'individus semblables à eux, pour les libérer, amener l'invasion et porter l'infection pour corrompre, sur leur passage, tout ce qu'ils trouveront susceptible de leur devenir similaire. Voilà ce qui explique les phénomènes de spontanéité et d'invasion rapide comme dans le choléra ; dans ce cas, un germe virulent venu du dehors, par l'introduction d'aliments altérés, ne peut être déterminatif que lorsqu'il a trouvé, dans la place, d'autres germes capables d'être déterminés par lui et mis en évolution. Il n'y aura donc, dans l'économie, prédisposition morbide possible, qu'autant qu'il y aura des germes susceptibles d'être déterminés et capables d'entrer dans toutes les manifestations épidémiques.

Nous pouvons juger, par l'alimentation journalière presque toujours avariée et contenant des germes disposés à être déterminés, combien les individus nourris de ces mêmes substances sont susceptibles d'acquérir une prédisposition morbide, puisqu'ils sont nourris de substances prédisposées. Notons que les germes morbides prédisposés et ayant pris position d'état et de lieu chez un individu ne peuvent quitter la place que de trois manières : 1° par l'extirpation, 2° par l'évacuation, 3° en entraînant, dans leur évolution et dans leur libération, le lieu où ils ont pris état et position.

Ce qui constitue la latence des manifestations d'un germe, c'est l'état erratique de ce germe, chez l'individu, son passage d'un organe dans un autre organe, jusqu'à ce qu'il ait trouvé, ou qu'on lui ait fourni le moyen de se libérer, soit par la réaction autonome du malade, à l'aide de ses propres forces, soit par le manque d'un terrain convenable qui puisse permettre à ce germe de prendre son évolution. C'est donc par défaut des conditions nécessaires à son évolution que l'état erratique d'un germe est constitué, état erratique qui n'a pour terme que le départ du germe par la déclaration d'une maladie qui amène une crise éliminatrice et expulsive des germes erratiques, comme cela a lieu dans la scarlatine, dans la rougeole et dans les diverses affections de la peau.

Donc, tant que les germes sont dans l'estomac, tant qu'il n'y a pas encore d'invasion, la nature manifeste des symptômes, des signes indicateurs au moyen desquels elle essaye d'entrer en lutte contre la possibilité d'une invasion.

Si le médecin est assez habile pour comprendre les symptômes et seconder la nature en répondant à sa demande, il aidera le malade à expulser les parasites qui viennent de s'introduire dans son économie, en même temps qu'il extirpera ceux qui sont à l'état de claustration dans les organes pour les évacuer au dehors. On aura donc ainsi sauvé deux fois le malade : 1° en le débarrassant des germes qui étaient enclos à l'état de prédisposition ; 2° en expulsant les germes qui étaient prêts à faire subir une invasion.

Quel est donc ce moyen si utile et si capable d'extirper les perturbateurs de l'ordre ? Il est clair que pour extirper des germes morbides nous n'aurons recours, répétons-le, ni à l'ouverture de l'individu ni au scalpel ; nous nous contenterons d'employer le moyen que la nature indique, moyen qui est le plus simple, le plus prompt et le plus sûr : nous avons nommé le vomitif.

Nous savons, par expérience, quelle est la répugnance du public pour ce remède héroïque et si logique ; nous savons que cette répugnance est égale aux immenses services que ce remède peut rendre lorsqu'il est administré à temps et selon les indications que nous avons données, dans une récente publication, au sujet des fièvres éruptives qui rentrent toutes dans le cadre des affections dont il est ici question.

Nous allons rappeler ces indications avec le mode d'administration de ce précieux médicament ; on verra que cette opération est beaucoup plus facile, beaucoup plus logique, dans son application, que tous les procédés ordinaires qui la discréditent et qui n'amènent que des résultats insignifiants, quand ils ne sont pas regrettables, attendu que chaque fois qu'on a essayé d'employer ce mode de traitement, on ne l'a fait qu'incomplètement, et, par conséquent, sans aucun avantage marqué pour le malade.

Il n'est pas douteux, pour nous, que les insuccès obtenus ne sont dus qu'à un mauvais mode d'administration du médicament. Car il ne s'agit pas, comme on le dit, de donner au malade une petite secousse ; il s'agit, d'abord, de savoir dans quel sens il faut produire cette secousse, pourquoi et comment il faut qu'elle soit produite. Il est ensuite absolument nécessaire que la secousse soit suffisante pour aider le malade à expulser définitivement l'ennemi et non pour mettre ce dernier en liberté dans l'économie, afin qu'il puisse encore mieux y exercer ses ravages.

On pourra toujours compter sur l'insuccès du vomitif, lorsque les évacuations ne seront pas suffisantes, grâce à une mauvaise administration du médicament. A quoi sert-il, en effet, de tourmenter un malade en ne faisant que mettre ses humeurs en mouvement? On ne réussit qu'à le rendre plus malade encore, parce que les humeurs déplacées n'ont pas été évacuées suffisamment. Et puis, pourquoi mettre quelque chose en mouvement, si ce n'est pour donner à ce quelque chose une mobilité plus grande qui le rende plus facile à éliminer? Lorsqu'on est en bonne voie, ne vaut-il pas mieux atteindre promptement le but que de tenir le malade dans la pénible alternative de savoir s'il sera ou non débarrassé de ses ennemis? L'hésitation, en pareille matière, ne peut être excusée que si elle a pour cause l'ignorance de l'opérateur, car cette hésitation finit par amener une invasion et par déterminer le malade à être le sujet d'accidents que l'on met à la charge du vomitif, tandis qu'ils ne sont dus qu'à une négligence dans le mode de son administration.

Voici comment on doit administrer un vomitif. La substance vomitive est délayée ou dissoute dans un quart de verre d'eau tiède ou à la température de la chambre; la dose doit être prise d'une seule fois; le malade doit alors rester absolument tranquille, dans son lit, sans la moindre distraction qui pourrait empêcher l'action du remède. On attend ainsi le premier vomissement, sans rien donner à boire au malade; le premier vomissement terminé, il faut donner, coup sur coup, des verres d'eau tiède pour faciliter le vomissement suivant et rendre les efforts moins pénibles, efforts qui seront beaucoup plus efficaces encore si l'on a le soin de faire coucher le malade sur le ventre pendant les vomissements. L'estomac et le ventre sont alors soutenus par le matelas qui seconde, par sa résistance, les contractions éliminatrices en faisant écouler les liquides, suivant une ligne horizontale, au lieu de les forcer à remonter de bas en haut. On comprendra facilement l'importance de cette manœuvre, si l'on veut bien remarquer qu'une bouteille débouchée et placée horizontalement se vide spontanément d'une partie du liquide qu'elle contient, ce qui ne saurait avoir lieu, dans la position verticale, à moins qu'on établisse un orifice au fond de la bouteille pour produire un écoulement de haut en bas, ce qui ne ressemble plus du tout à une évacuation vomitive, mais bien à une élimination par l'intestin.

On devra, selon notre pratique, continuer à faire boire et vomir le malade jusqu'à ce qu'il ne rende plus que de l'eau claire et non filante; c'est pour nous une règle absolue. Une autre manœuvre, qui rend aussi les plus grands services et que nous employons constamment, consiste en des frictions, des manipulations et des succussions ayant pour effet de rendre la matière à éliminer beaucoup plus mobile.

Aussitôt après la dernière évacuation, on change le malade de linge et de lit si la transpiration a été très abondante, en ayant bien soin de ne pas le refroidir, puis on le laisse dormir tranquillement. Lorsqu'il s'éveille, après quelques heures de repos, c'est, généralement, avec la sensation de la faim : il peut alors prendre une alimentation légère et de son choix. Ajoutons que, pour éviter tout refroidissement, le malade ne devra pas quitter le lit de la journée, surtout lorsqu'il y a des évacuations par l'intestin déterminées par les efforts des vomissements.

Le deuxième jour après le vomitif, c'est-à-dire le surlendemain, le malade doit prendre un purgatif approprié à son état : dans certains cas, pour ne pas laisser stationner dans l'intestin les matières de mauvais aloi détachées du foie, de la rate, du pancréas, etc., grâce à l'expression de ces organes comprimés entre l'estomac rempli d'eau et les plans musculaires en contraction éliminatrice pendant les vomissements, nous donnons la tisane suivante prise aussi chaude que possible :

℞. Menthe poivrée.........	une demi-poignée.
Fleurs de sureau........	une cuillerée à bouche,
Follicules de séné......	une forte pincée.

Faire infuser le tout, pendant dix minutes, à vase clos, dans un grand verre d'eau bouillante, passer et sucrer avec miel.

Si, malgré les évacuations plus ou moins abondantes, résultant de l'action du vomitif, de la tisane susdite et du purgatif, de nouvelles envies de vomir se manifestent, il faut recourir à une nouvelle période évacuante, dans l'ordre et avec les mêmes précautions que nous avons mentionnées ci-dessus.

Tel est le mode de traitement général que nous opposons à la période aiguë de l'affection typhoïde, période à laquelle on a donné le nom de fièvre gastrique, de fièvre muqueuse, affection qui, pour mon père et pour mes ancêtres, dont la série médicale, non interrompue, remonte à plus de cinq cents ans, n'était que la période aiguë de la fièvre putride d'alors, devenue la fièvre typhoïde de nos jours, sans que rien autre ait été changé que le nom. Cette période aiguë était traitée par ces praticiens, par ces guérisseurs, ainsi qu'on les appelait absolument comme je la traite moi-même et toujours avec le même succès. La médecine officielle actuelle considère toujours cette fièvre gastrique ou muqueuse comme une entité morbide à part, au lieu de voir, dans ces phénomènes, une série d'actes autothérapiques, ayant pour but un travail d'expulsion des germes et de la matière morbifique contenus dans toute l'économie, et dont la nature cherche à se débarrasser par l'intermédiaire de l'estomac, du foie, de la rate, des reins, de la peau, etc.

Pendant ce travail fébrile il se fait, dans l'estomac irrité par les matières fermentescibles qu'il contient, une sécrétion de liquidités acides, différentes du suc gastrique, liquidités qui ont pour but, par leur nature acétique, de détruire ces matières morbides et de solliciter des efforts de vomissement capables de produire leur expulsion.

Cette seule indication devrait suffire pour faire comprendre aux médecins le service qu'ils peuvent rendre aux malades auprès desquels ils sont appelés. Si l'on néglige ces indications, si, au lieu d'aider, dès le début des symptômes, l'expulsion de la matière morbifique, on arrive, avec des médicaments narcotiques ou autres, à abattre la fièvre, à calmer les nausées, etc., on ne fait qu'entraver les phénomènes de réaction, enfermer l'ennemi dans l'économie, en prédisposant cette dernière à toutes les invasions miasmatiques venant du dehors ou du dedans.

Si, par malheur, la sécrétion des liquides acides dont nous venons de parler n'a pas été suffisante pour détruire les ferments dont on a eu le tort d'empêcher l'expulsion, il faudra que le malade absorbe et assimile ces liquidités acides qui contiennent les germes morbides et les ferments, c'est alors que la fièvre typhoïde se déclare par l'absorption de ces liquidités acides et septiques qui affluent dans l'intestin. Mais comment et pourquoi cette fièvre se déclare-t-elle? La réponse est facile, chacun pourrait la donner. On sait que les liquidités acides et septiques vont être absorbées dans l'intestin et portées dans la circulation générale; il y aura donc invasion de l'économie par ces germes virulents qui portent la fécondation dans les lieux où ils rencontrent des individualités similaires. On peut comparer ces individualités similaires à des prisonniers qui n'attendent, ainsi que nous l'avons dit déjà, que l'arrivée d'un des leurs pour les délivrer en les aidant à porter la perturbation dans l'économie.

Nous voici, dès lors, en pleine période chronique de la fièvre typhoïde, parce qu'on a laissé aux germes morbides le temps d'être absorbés et d'envahir l'économie. il serait donc, comme on le voit, beaucoup plus simple, plus naturel et plus logique, d'avoir recours à notre médication, à nos moyens d'expulsion, assez à temps, pour conjurer tous les accidents dus à l'envahissement de l'économie par les germes infectieux, et d'éviter ainsi l'état chronique de l'affection typhoïde.

Il est certain, pour nous, que, dans toutes les maladies, si l'on employait les moyens que l'état aigu ou, autrement dit, que la période de pénétration des germes morbides indique et réclame, il n'y aurait bientôt plus de maladies chroniques. Nous pouvons même certifier que tout malade atteint de l'état chronique, ne pourra entrer en convalescence que trois mois après et à la condition expresse de suivre un traitement rationnel qui réponde, cette fois, à toutes les indications.

Si, par une fausse interprétation des phénomènes, on arrive à couper la fièvre, lorsque l'état chronique de l'affection typhoïde est déclaré, sous prétexte d'en débarrasser le malade, on ne fait qu'arrêter l'évolution des germes et des virulences qui doivent être combustionnés par le travail fébrile pour être successivement éliminés.

N'oublions pas de faire remarquer que cette période de combustion des germes typhiques, est, en tout, analogue à la période de combustion, dans la fièvre scarlatine. Une médication mauvaise, contre nature, expose donc le malade à voir les germes morbides se porter sur des organes plus ou moins délicats, plus ou moins importants, tels que l'œil, l'oreille, etc., et produire même un état de rachitisme, en amenant des fermentations et des altérations successives des tissus.

Voilà pourquoi nous entendons dire que, quand on a eu la fièvre typhoïde, il en reste toujours quelque chose, ce qui n'est malheureusement que trop vrai : ce quelque chose qui reste, est une partie plus ou moins considérable de la matière morbifique qui n'a pas été éliminée en temps et modes opportuns.

Nous pouvons donc affirmer que toute fièvre gastrique ou muqueuse, qu'on aura coupée, jugulée et par conséquent arrêtée dans son évolution, chez des malades traités par des moyens contraires au vœu de la nature, donnera lieu, pour l'avenir, à des dyspepsies, à des gravelles, et par suite, à des engorgements de la rate, du foie, etc., etc. Le foie servira de réservoir à toutes ces matières putrides, qui se transformeront d'abord en concrétions de forme gélatineuse et qui pourront arriver jusqu'à l'état de véritables pierres, concrétions dont l'économie tendra à se débarrasser, soit par les reins, soit par toute autre voie d'élimination.

Lorsque, dans l'état chronique de l'affection typhoïde, on aura coupé la fièvre, on peut prédire, chez le malade, des constipations opiniâtres, des céphalalgies, des affections pulmonaires, une grande tendance à la paralysie, à la goutte, au rhumatisme, aux affections de la peau, au cancer, etc., etc.

Maintenant que nous avons vu comment se constitue l'état chronique, voyons quels moyens sont bons à employer pour triompher de cet état et ramener la santé si gravement compromise.

Il y a deux points de vue qu'il faut d'abord bien considérer dans l'état chronique : 1° La période de combustion; 2° la période d'élimination et de rectification.

Qu'entendons-nous par la période de combustion? Les symptômes qui annoncent cette période, sont: d'abord, la prostration et l'absence complète d'appétit, avec une élévation de la température du corps qui peut aller jusqu'à 42 degrés, et, souvent, se compliquer de délire. Nous voyons de plus que, dans cette période de combustion, il y a abattement complet et que les actes de la vie de relation semblent abolis.

Cette période est-elle nécessaire à la conservation, à la guérison du malade? L'enseignement officiel dira : non, et conseillera tous les moyens qui lui paraîtront capables de la combattre efficacement. Nous affirmons, au contraire, nous, que la prostration est, non seulement utile, mais d'une absolue nécessité! Nous condamnons donc quiconque marche à l'encontre de cette période de combustion et de prostration, sans en connaître le rôle et l'importance.

Ainsi que nous l'avons dit plus haut, pour qu'il y ait combustion, il faut qu'il y ait un combustible : de quelle nature est le combustible dans le corps humain? Ce combustible, c'est... c'est la matière morbifique.

Si le malade n'a pas été secondé dans la période aiguë de la fièvre gastrique, si tous les moyens indiqués par les symptômes n'ont pas été employés pour l'expulsion de la matière morbifique, si un libre cours a été laissé à l'invasion, la nature se retourne pour opérer dans un autre sens, c'est-à-dire que, n'ayant pu obtenir l'expulsion de ses ennemis par la mise en jeu de toutes ses forces, elle va travailler à en opérer la digestion !

Chacun sait qu'après le repas, certaines personnes éprouvent le besoin de se reposer et même de dormir, fait absolument nécessaire pour obtenir, chez eux, une digestion rapide et aussi complète que possible. Le sommeil, ici, n'est pas un sommeil ordinaire, c'est un état de prostration, de demi-sommeil que beaucoup de monde éprouve.

Dans les cas ordinaires, il n'y a qu'un lieu, l'estomac, où s'opère la digestion, tandis que, dans l'état chronique e 'affection typhoïde, tous les lieux du corps humain ont une digestion à opérer.

On comprendra facilement cette comparaison : si le besoin de dormir se manifeste lorsque la digestion s'opère en un seul lieu, il n'y a rien d'extraordinaire à ce qu'un sommeil invincible s'empare du malade quand la digestion s'opère dans tous les lieux, c'est-à-dire, d'une façon générale, et à ce que ce sommeil plonge le malade dans ce qu'on appelle l'état de prostration.

Nous demanderons au lecteur attentif et édifié par ce qui vient d'être dit, s'il trouverait raisonnable un individu qui, se sentant porté au sommeil en sortant de table, prendrait quelque chose capable d'enrayer la digestion, sous prétexte de combattre et d'empêcher le sommeil.

Évidemment le bon sens du lecteur répondra : non! il lui semblera, tout au contraire, beaucoup plus sage de prendre un cordial, c'est-à-dire d'introduire, dans l'économie, des forces additionnelles et complémentaires marchant dans le sens du travail digestif homéodynamiquement, forces qui, en remplaçant celles de l'individu, rendront le sommeil inutile. Il est donc bien entendu que le sommeil dont nous parlons ici a pour but de concentrer les forces de l'économie dans l'estomac, pour y désagréger l'aliment, en faire la coction, la digestion.

Chacun connaît le proverbe populaire qui dit que, lorsque après manger, on éprouve du frisson, cela signifie que la digestion se fait, ce qui est parfaitement exact; tout le calorique de l'individu, toutes les forces s'étant portées sur le centre digestif, ne rayonnent plus vers la périphérie pour exciter les actes de la vie de relation; d'où le frisson.

Que penser, dès lors, de ceux qui, dans la période de combustion d'une affection aiguë, lorsqu'un acte de digestion générale s'opère, appliquent une médication dont le but est d'abaisser la température et d'arrêter les phénomènes de combustion? Nous dirons, sans détour, qu'ils enrayent la digestion générale et s'exposent à causer une indigestion morbide totale, chez le malade, et même la mort!... On essayera alors de parer aux dangers de cette indigestion thérapeutique, par une médication évacuante et purgative, on donnera le bromure de potassium pour éliminer par la peau la matière morbifique; mais l'emploi de ces moyens n'aura pas de résultats heureux, puisqu'on n'évacuera que ce qui est disposé à l'évacuation par l'intestin et par la peau, mais on n'aura pas d'action sur la matière morbifique emprisonnée dans les cellules organiques. Le malade restera sous le coup des ennemis qui ont fait invasion dans tous les tissus, ennemis qui, ayant toute liberté d'agir, se porteront sur tel ou tel organe, selon les prédispositions individuelles; en suivant toujours les voies les plus ouvertes, ces ennemis causeront des obstructions qui amèneront des compressions suivies des troubles organiques et fonctionnels les plus variés et les plus dangereux.

On voit donc, par toutes ces manifestations, que si on a laissé à l'invasion morbide le temps de se produire, il faut bien se garder d'enrayer la période de combustion si nécessaire à l'élimination de la matière morbifique, car cette combustion est l'ultime ressource qui reste à la nature pour remédier au mal et réparer l'imprévoyance, ainsi que les mauvais traitements employés au début de la maladie. Il faudra donc se hâter de venir en aide au travail de combustion par tous les moyens que la nature ndique, c'est-à-dire par les sudorifiques appropriés à la constitution du malade, et ne pas craindre des accidents, si l'on voit la fièvre augmenter, dans les premiers jours, sous l'action de ces agents : cette fièvre diminuera d'autant plus vite, qu'on aura fait l'épargne des forces du malade par l'emploi de médicaments marchant dans le sens des éliminations naturelles. Cette période d'augmentation de la fièvre doit être considérée comme une deuxième période aiguë, non plus une période aiguë de pénétration, mais une période aiguë de sortie.

La recrudescence des symptômes, à la suite d'une mauvaise médication, ne sera qu'une mise en jeu des forces du malade pour lutter contre les mauvais médicaments en même temps que contre les éléments morbides.

C'est dans cette occurrence qu'il y a délire et perte de forces chez le malade.

Dans une médication primitivement rationnelle qui épargne les forces du patient, la puissance du médicament n'a qu'à lutter contre les éléments morbides; la recrudescence des douleurs, en ce cas, ne s'accompagne ni d'abattement ni de délire, il y a, tout au contraire, soulagement et liberté plus grande dans les mouvements, parce qu'il n'y a pas eu perte des forces individuelles.

Notons encore un fait des plus curieux et des plus importants pour une médication rationnelle : ce fait consiste dans le bénéfice de la digestion des éléments morbides, par l'estomac, au profit du malade. Cela peut paraître étrange au premier abord, mais on s'en rend compte facilement si l'on remarque que, dans la période de combustion, secondée par notre méthode curative, il ne peut y avoir qu'une élimination gazeuse légèrement liquide : le malade se nourrit des résidus de la digestion générale dont les matériaux servent, non pas à constituer de la chair, mais à développer l'accroissement de la substance osseuse du squelette. Ce que nous formulons ici est si vrai que, pendant toute cette période, qui est plus ou moins longue et pendant laquelle il ne peut y avoir que très peu d'alimentation et très peu d'élimination intestinale, on constate l'accroissement de la partie osseuse du sujet, c'est-à-dire qu'à la suite de la période de combustion, de digestion et d'élimination générales, on s'aperçoit que le malade a grandi de 10 à 15 centimètres, et cela dans une période de temps relativement très courte. On observe surtout ce phénomène chez les jeunes sujets qui sont encore à l'époque de la croissance; quant aux adultes, ils bénéficient du fait au point de vue de la solidification des os.

Il est, on le comprend, nécessaire que, chez eux, tout le morbide soit éliminé; il faut donc prendre encore beaucoup plus de précautions, à ce point de vue, chez l'adulte que chez l'enfant. Dans tous les cas, il faut viser à ce que, chez tous les individus, quel que soit l'âge, la maladie tourne au profit du malade dans le présent et dans l'avenir : pour le présent, en débarrassant le patient de son affection actuelle, et pour l'avenir, en détruisant, chez lui, toutes les prédispositions à contracter une maladie d'un ordre quelconque; il faut, en un mot, agir, en tout et toujours, de façon qu'il se soit produit un mal pour un bien.

Tout le monde comprendra, par ce que nous venons de dire, qu'il faut, sans cesse, aider la nature dans toutes ses opérations fonctionnelles, dans toutes ses demandes, et même aller au-devant de ses besoins par la prévoyance. C'est toujours autant de gagné, comme temps et comme résultats : on fait alors une véritable médecine hygiénique, préventive et curative, basée sur les principes de la médecine homéodynamique et de la dynamothérapie intégrale (1) ; on répond alors aux désirs de M. Dubois d'Amiens en « dotant l'humanité d'une vérité qui domine toute la science et qui serve de clef de voûte, d'assise première, pour un édifice médical indestructible. »

On voit clairement, d'après ce qui vient d'être dit, combien il est inutile et dangereux de laisser se former des lésions organiques, pour avoir le vain et coupable plaisir de les constater, de les circonscrire, de les dessiner, et de vérifier sur le cadavre, le plus tôt possible, ainsi que le disait notre regretté maître et ami M. le professeur Beau, le diagnostic porté sur le vivant !...

Quant à ce qui est du choléra, ce n'est, pour nous, répétons-le, qu'une fièvre typhoïde galopante ou à marche rapide : ses sources sont du même ordre que celles des affections typhoïdes et éruptives, avec les manifestations particulières que nous avons énumérées plus haut. On comprendra, puisqu'il en est ainsi, qu'il serait bien difficile à la médication officielle, munie de ses médicaments à la mode, d'arriver à garantir les populations et à sauver les malades des attaques et des étreintes d'un aussi dangereux ennemi. C'est encore ici que brille de tout son éclat l'impuissance des prétendus spécifiques, car il n'en est plus d'une épidémie comme d'un cas pathologique isolé.

En présence de toutes les causes morbigènes qui nous environnent et attentent à nos jours, il est grand temps d'employer, sérieusement, tous les moyens capa-

(1) *Du Somnambulisme médical*, ou Esquisse de Nososcopie dynamothérapique, par le Dr Huguet. Paris, 1857, à l'Institut dynamothérapique, 11, rue du Colisée.

bles d'empêcher une épidémie d'exercer ses ravages.

Quels sont donc les vrais moyens préventifs capables de s'opposer à une invasion épidémique?

La première marche à suivre est d'empêcher, comme nous l'avons expliqué, tous les moyens de falsifications qui causent toutes les prédispositions morbides en laissant le champ libre à toutes les déprédations que peut causer un envahisseur. Il faut, en second lieu, s'opposer à l'entrée de l'ennemi, dans l'organisme, par les voies de l'air, et ce ne sont pas les prétendus antiseptiques qui pourront jamais empêcher une invasion de choléra; il faut avoir recours, dans ce danger pressant, à des agents d'une nature semblable à celle des envahisseurs, afin que ces derniers puissent être enrayés, dans leurs évolutions, par l'absorption d'un agent septique similaire, mais en opposition d'état. Un moyen de destruction des germes qui prime tous les autres par la puissance et la rapidité de son action, c'est le feu. Il reste, dans certaines contrées de la France, une coutume traditionnelle, primitivement religieuse, qui consiste à allumer des feux dans les plaines, dans les bois, aux abords des villes, à l'époque de la Saint-Jean.

Anciennement, les druides, nos ancêtres, enseignaient au peuple que, par le moyen de ces feux, on écartait, en les détruisant, les miasmes et les effluves capables de causer des invasions épidémiques. Ces pratiques, qui étaient, comme nous l'avons dit, accompagnées de cérémonies religieuses, faisaient à chacun un devoir de contribuer à l'éloignement ainsi qu'à la destruction du fléau.

De nos jours, ces pratiques, dans les lieux où elles

subsistent encore, ne sont plus accompagnées de cérémonies religieuses proprement dites; mais de danses et de réjouissances qui ne laissent qu'une vague idée de l'éloignement d'un ennemi par le feu. Il ne reste donc, à ces populations, qu'une lueur plus ou moins inconsciente de la haute sagesse dont nos ancêtres étaient inspirés.

Cette coutume nationale ne rappelle pas moins Hippocrate sauvant les Athéniens de la peste à l'aide des grands feux qu'il fit allumer dans la ville.

Ne serait-il pas plus convenable, au lieu de brûler nos maisons avec le pétrole, de se servir de ce combustible pour brûler nos miasmatiques ennemis? Cela serait, croyons-nous, plus intelligent, moins destructeur et beaucoup plus humanitaire.

Quant à ce qui est du choléra déclaré, son traitement consiste : 1° à isoler les individus, au lieu de les rassembler dans un même local; 2° à administrer au malade un sudorifique énergique et non des sudorifiques vulgaires et sans effet suffisant; il faut, en un mot, faire usage de ce que le vulgaire appellerait un remède de cheval, car il s'agit ici de la vie ou de la mort!...

On donnera donc au malade du vin chaud aromatisé avec du poivre de Cayenne ou du piment à son défaut, de la cannelle et de la noix muscade; à l'aide de pareils agents, on sera tout étonné de voir, au bout de huit à dix heures seulement, les malades sur pied et de n'en voir mourir aucun.

Notre remède a pour but et pour effet de remettre en fonction tous les viscères qui sont en stupeur, et de ramener le rayonnement calorique du centre à la circonférence : le malade, de la sorte, expulse son ennemi et se trouve garanti contre une invasion nouvelle.

En résumé, voici les trois moyens que nous proposons contre les épidémies typhoïdes, éruptives, cholériques et autres :

1° Les désinfectants, tels que le chlore et ses composés, qui neutraliseront les substances ammoniacales dégagées du malade, substances qui portent les germes dont la virulence va se trouver détruite ;

2° La combustion des germes, à l'aide de feux allumés dans les principaux quartiers des villes infectées et même dans celles qui ne le sont pas, pour prévenir l'arrivée des miasmes épidémiques.

3° Pour le traitement de l'individu atteint par le fléau nous ordonnons la préparation suivante :

℞.	Sucre........................	125 grammes.
	Bon vin rouge..................	un demi-litre.
	Cannelle......................	5 grammes.
	Noix muscade..................	5 grammes.
	Clous de girofle................	1 gramme.
	Poivre de Cayenne concassé.......	10 grammes.
	Ou à son défaut, piment fort......	10 grammes.

On met tous ces ingrédients dans le vin, que l'on chauffe jusqu'à cordon blanc à la circonférence du liquide; on retire alors du feu, on passe et l'on fait boire le tout, d'un seul coup et le plus chaud possible, au malade que l'on tient bien couvert dans son lit.

Nous certifions qu'avec une seule application de ce remède le malade sera sauvé.

Dans les cas où l'on ne pourrait se procurer assez vite les aromates ci-dessus prescrits, on les remplacerait provisoirement par la tisane suivante :

℞. Bourrache en branches........... une poignée.
Fleurs de sureau.................. 3 cuillerées à bouche.

Faire infuser, à vase bien clos, pendant quinze minutes, dans un litre d'eau bouillante.

Le malade étant couché et bien couvert prendra, tout de suite, la moitié de cette tisane et, une heure après, le reste, toujours le plus chaud possible.

Dans la chambre du malade on placera un baquet rempli d'eau dans laquelle on aura fait fondre gros comme le poing de chaux vive.

On entretiendra, dans la cheminée de la pièce, un bon feu et l'on donnera au malade, lorsqu'il s'éveillera spontanément, un verre du vin chaud aromatisé dont nous avons parlé plus haut et qu'on aura préparé, cette fois, sans poivre ni piment.

Nous arrivons à la fin de notre tâche avec la conscience d'avoir dit la vérité. Si nous ne nous sommes pas étendu plus longuement sur certains détails, c'est que nous ne voulions pas retarder davantage la publication d'un travail qui nous paraît répondre à un pressant besoin de notre époque pour la solution de différents problèmes qui intéressent, au plus haut point, la santé publique.

Nous croyons en avoir dit assez sur la genèse des fièvres graves et des maladies épidémiques, pour que tout lecteur attentif puisse se garantir, aussi bien contre les invasions morbides, que contre les maladies aiguës et chroniques dues à des méthodes de traitement non moins insuffisantes que défectueuses.

FIN

TABLE DES MATIÈRES

PREMIÈRE PARTIE

DEUXIÈME PARTIE

FIN DE LA TABLE DES MATIÈRES

PARIS. — IMPRIMERIE ÉMILE MARTINET, RUE MIGNON, 2.

DU MÊME AUTEUR

DU SOMNAMBULISME MÉDICAL

OU ESQUISSE DE NOSOSCOPIE DYNAMOTHÉRAPIQUE

Paris, 1857

INTRODUCTION A LA SCIENCE MÉDICALE

Paris, 1860

DES ASPIRATIONS MÉDICAMENTEUSES

MÉTHODE PRATIQUE DE TRAITEMENT DANS LES ALTÉRATIONS DU SANG ET LES MALADIES QUI S'Y RATTACHENT OU EN SONT LA CONSÉQUENCE : LES AFFECTIONS DE LA PEAU ET DE LA POITRINE PARTICULIÈREMENT

IDÉES GÉNÉRALES
SERVANT DE BASE A LA MÉTHODE CURATIVE

DANS LES MALADIES GRAVES ET LES CAS DÉSESPÉRÉS

DEUXIÈME ÉDITION

Suivie d'un aperçu sur les remèdes doux et les remèdes violents. Paris, 1867.

EXPOSÉ DE MÉDECINE HOMÉODYNAMIQUE

BASÉE SUR LA LOI DE SIMILITUDE FONCTIONNELLE

ET APPLIQUÉE AU TRAITEMENT DES MALADIES AIGUËS ET CHRONIQUES. ALLOPATHIE, HOMŒOPATHIE, HOMÉODYNAMIE COMPARÉES; FAUSSETÉ DE LA LOI DE SIMILITUDE PATHOGÉNÉTIQUE DE HAHNEMANN DÉMONTRÉE

Paris, 1869

SOUS PRESSE :

DE LA GOUTTE ET DU RHUMATISME

LEURS CAUSES, LEUR NATURE, LEUR TRAITEMENT CURATIF

PARIS. — IMPRIMERIE ÉMILE MARTINET, RUE MIGNON, 2.

www.ingramcontent.com/pod-product-compliance
Ingram Content Group UK Ltd.
Pitfield, Milton Keynes, MK11 3LW, UK
UKHW020323230726
13925UKWH00002B/589